PRAXIS

SO EINFACH GEHT DAS KEIMEN — 53

Das brauchen Sie zum Keimen — 54
Keimgeräte — 55
Das Einweichwasser — 56
Hygiene — 57
Was sich zum Keimen eignet — 58
Extra: Für jeden die richtige Sorte – alles Wissenswerte im Überblick — 59

Die 10 besten Saaten zum Keimen — 62
Brokkoli – Wunderwaffe voller Nährstoffe — 63
Buchweizen – glutenfrei und vielseitig — 66
Dinkel – der bessere Weizen — 68
Hafer – Superfood nicht nur für den Darm — 70
Hirse – der Kieselsäurelieferant — 72
Kichererbsen – superleicht zu keimen — 74
Leinsamen – kleines Korn, große Wirkung — 75
Linsen – nicht nur für die Eiweißversorgung — 77
Reis – gut fürs Gehirn — 79

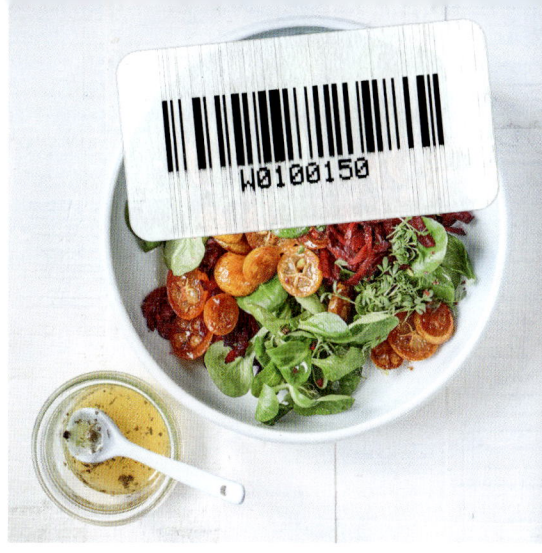

Sonnenblumenkerne – die Vitalstoffverstärker — 81

REZEPTE — 83

Frühstück — 84
Salate für mittags — 90
Suppen für mittags und abends — 98
Gemüse für mittags und abends — 104
Snacks & Desserts — 116

SERVICE

Bücher, die weiterhelfen — 122
Adressen, die weiterhelfen — 123
Sachregister — 124
Rezeptregister — 126
Impressum, Leserservice, Garantie — 127

Basenfasten mit Gemüse und Obst ist an sich schon eine nährstoffreiche Angelegenheit. Wenn Keimlinge dabei sind, bringen sie erst recht Gesundheitspower mit. Auch im Alltag versorgen die Minipflänzchen mit der großen Wirkung Sie mit allem, was der Organismus braucht, und sind obendrein sehr schmackhaft.

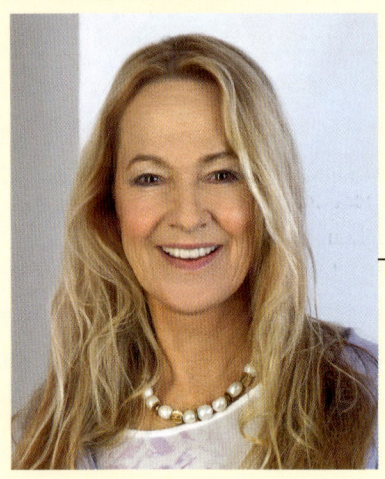

Sabine Wacker, cand. med.

ist Heilpraktikerin und hat nach ihrer Ausbildung zur Apothekenhelferin und pharmazeutisch-technischen Assistentin Medizin studiert. Schon seit ihrer Jugend beschäftigt sie sich mit Naturheilkunde. 1997 hat sie die Erfolgsmethode Basenfasten ins Leben gerufen. Seither hat sie unzählige Basenfasten-Berater ausgebildet, 30 Bücher verfasst und über viele Jahre eine eigene Praxis in Mannheim geführt. 2014 entwickelte sie mit ihrem Sohn Matteo ein Hotelkonzept und etablierte Basenfasten in zahlreichen Hotels. Die beiden betreiben auch einen zu hundert Prozent basischen Onlineshop und entwickeln ständig neue Produkte für den basischen Alltag, natürlich in Bioqualität.

EIN WORT VORAB

Keimlinge sind das reinste Nährstoffwunder: Sie enthalten wichtige Mineralstoffe, sekundäre Pflanzenstoffe, Enzyme und Vitamine. Durch den Keimprozess vervielfacht sich der Gehalt an Vitaminen, besonders an Vitamin C. Keimlinge aus Getreide haben zudem einen hohen Vitamin-B-Anteil. Beim Keimen bilden sich Enzyme, die den Verdauungsprozess erleichtern. Keimlinge sind beim Basenfasten mit Gemüse und Obst wesentlicher Bestandteil. Und zudem eine hervorragende Möglichkeit, Hülsenfrüchte und Getreide in die Ernährung miteinzubeziehen, die sonst bei dieser Art des Fastens nicht dabei sind. Denn in gekeimter Form sind auch Getreide basenbildend und damit gut bekömmlich.
Keimlinge sind aber auch in der alltäglichen Küche eine wunderbare Beilage. Sie schmecken toll, geben jedem Salat einen extra Frischekick und liefern ein deutliches Plus für die Gesundheit.
Mittlerweile gibt es sie in Naturkostläden, auf Wochenmärkten und in Supermärkten. Günstiger und frischer ist es, Keimlinge selbst zu ziehen. Es lässt sich alles keimen, was auch als Pflanze essbar ist. Anfänger sollten mit großen Samen wie Sonnenblumenkernen, Linsen, Kichererbsen oder Mungobohnen beginnen. Für kleine Samen – besonders solche mit Schleimstoffen, wie Kresse, Leinsamen und Chiasamen – braucht es etwas Erfahrung. Man findet inzwischen auch zahlreiche gekeimte Lebensmittel in getrockneter Form, etwa gekeimte Getreide als Flocken oder als Mehl. Sie enthalten alle Nährstoffe wie die frischen Keimlinge.

Greifen Sie also zu und beginnen Sie, selbst zu keimen. Mit ein wenig Wissen und Übung ist die Keimzucht spielend leicht!

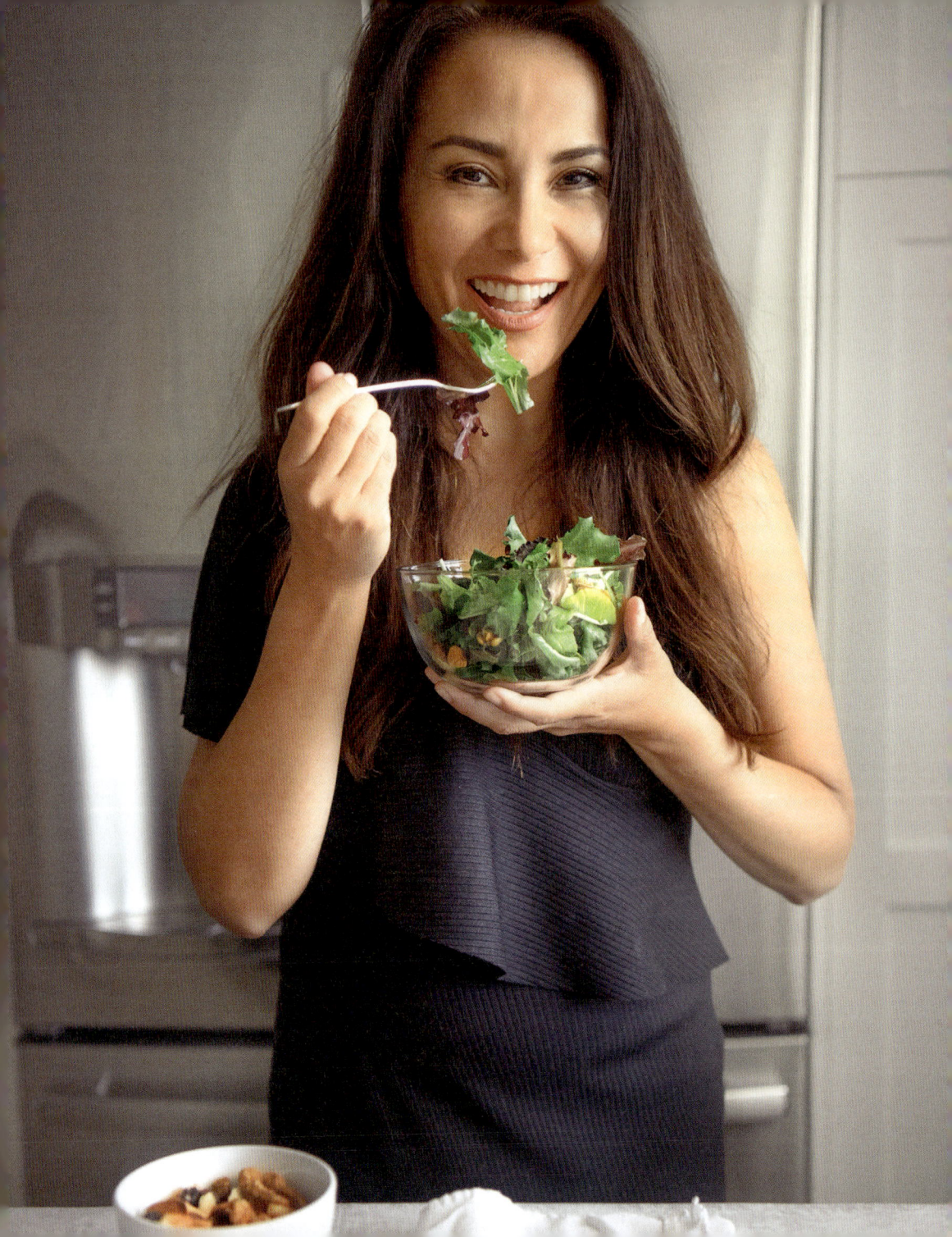

MIT BASENFASTEN ZU GESUNDER ERNÄHRUNG

Eine Woche Basenfasten – damit können Sie die Grundlage für eine dauerhaft gesunde Ernährung legen. Und Sie brauchen keineswegs auf leckere Gerichte zu verzichten. Alles Wissenswerte, worauf es dabei ankommt und wie eine basisch betonte Ernährung im Alltag aussieht, erfahren Sie auf den folgenden Seiten.

BASENFASTEN EINFACH ERKLÄRT
8

SO GEHT ES WEITER NACH DEM BASENFASTEN
27

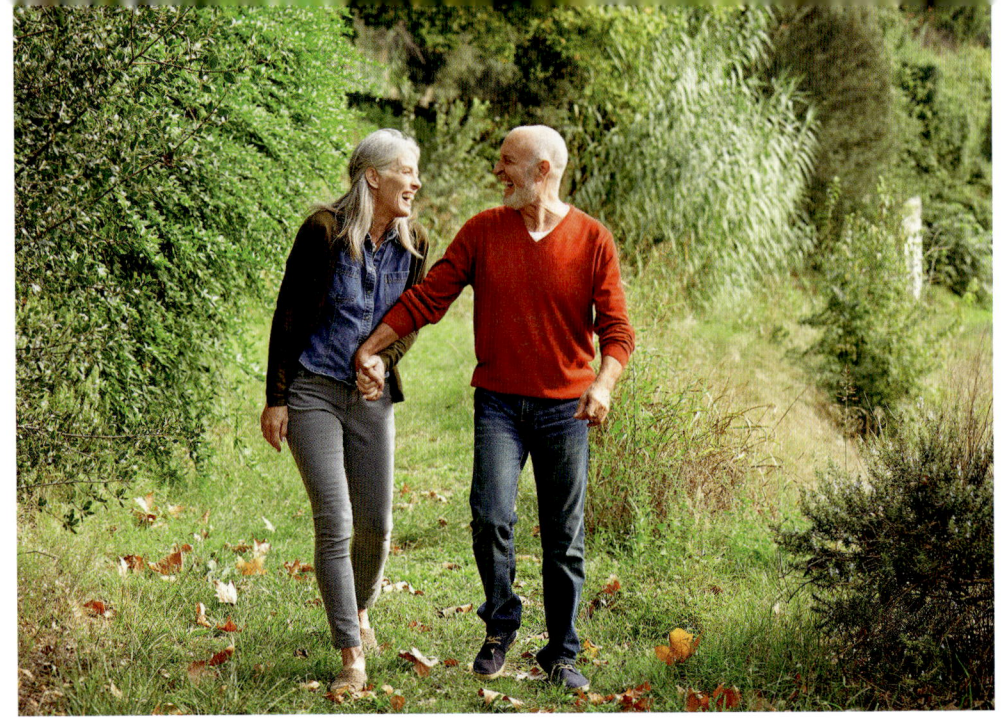

BASENFASTEN EINFACH ERKLÄRT

Basenfasten ist Fasten mit Obst und Gemüse. Für eine Woche oder auch für zwei bis drei Wochen lässt man alle Lebensmittel und Getränke weg, die den Stoffwechsel, vor allem die Nieren, mit Säuren belasten. Dadurch verschwinden nicht selten zahlreiche Leiden wie beispielsweise Schmerzen, Verdauungsbeschwerden und Hautprobleme schon nach kurzer Zeit.

Das von mir entwickelte Basenfasten nach Wacker (basenfasten – die wacker-methode®) bietet darüber hinaus eine ideale Gelegenheit, sich auch auf Dauer gesund und einfach zu ernähren und einmal grundsätzlich über die eigenen Ernährungs- und Lebensgewohnheiten nachzudenken. Ideal ist es, wenn man sich nach dem Basenfasten auf Dauer eine Ernährungsweise angewöhnt, bei der basische und nährstoffreiche Lebensmittel im Vordergrund stehen. Dazu mehr ab **Seite 27**.

ECHT ESSEN STATT NAHRUNGSERGÄNZUNG

Wer Basenfasten und meine Empfehlungen zur basischen Ernährung danach schon kennt, weiß, dass ich eine große Verfechterin von echten Lebensmitteln bin. Nahrungsergänzungsmittel sind für mich in der Regel keine Option. Es gibt nachweislich unzählige Zusammenhänge zwischen der individuellen Deckung des Nährstoffbedarfs und dem aktuellen Gesundheitszustand eines Menschen. Die Erfahrung aus der ernährungstherapeutischen Praxis liefert Antworten auf ganz unterschiedliche Fragen zum Thema Gesundheit:

- Warum nehmen chronische Erkrankungen weiterhin zu trotz fortschrittlichster Methoden in der Medizin und diagnostischer Möglichkeiten?
- Wie kann ich meine Ernährung gestalten, um meine individuellen Ziele eines schönen und gesunden Körpers zu erreichen?
- Was hilft bei unspezifischen Symptomen wie Kopfschmerzen, Müdigkeit, Haarausfall und Antriebsschwäche?

Das Geheimnis gesunder Nahrung

Unser Organismus hat seinen täglichen Bedarf an essenziellen Mikronährstoffen wie Vitaminen, Mineralstoffen und Enzymen, ebenso an sekundären Pflanzenstoffen. Doch der Trend ist: Der Verarbeitungsgrad unserer Lebensmittel steigt immer weiter, technische Verfahren werden immer effizienter und damit sinkt leider der Nährstoffgehalt. Und da soll die Lösung jetzt ein Nahrungsergänzungsmittel sein? Ich bin überzeugt: Die Natur bietet uns alles, was wir brauchen.

Das Geheimnis liegt im Nährstoffreichtum von Lebensmitteln, die in vielen Küchen immer noch vernachlässigt werden, obwohl sie vielseitig einsetzbar, gesund und darüber hinaus schmackhaft sind.

Ich nenne sie Superfoods aus dem Garten und von der Fensterbank.

So zählen Kräuter und Wildkräuter zu unseren heimischen Superfoods, denn sie bereichern jedes Gericht mit Aroma, Würze und Nährstoffen. Oft als »Unkraut« bezeichnete Kräuter wie Löwenzahn, Giersch und Brennnesseln im Garten sind voller Enzyme, Vitamine und Mineralstoffe. Nicht zufällig werden seit Jahrhunderten chronische Leiden mit Kräutern behandelt, die positiv auf das Herz-Kreislauf-System, die Leber und den Darm wirken.
Auch essbare Blüten, Baum- und Strauchblätter sowie Knospen bereichern die Küche. Zu einer Schale Himbeeren ein Himbeerblatt zu kauen, ist nicht nur einfach, sondern auch gut für Verdauung und Stoffwechsel. Mit Blüten wie denjenigen der Kapuzinerkresse können

> Besonders nährstoffreich sind pflanzliche Lebensmittel im angekeimten Zustand – daher sind sie meine Favoriten. Sie sind die Superstars der gesunden Ernährung.

Sie jede Speise auf gesunde Art verschönern. Beeren haben einen überaus hohen Nährstoffgehalt – Blaubeeren, Johannisbeeren und Erdbeeren beispielsweise stärken Herz, Gedächtnis und Immunsystem auf natürlichem Wege und können im eigenen Garten angepflanzt werden. Mit basischer Kost und dem täglichen Genuss von natürlich nährstoffreichen Lebensmitteln können wir einem möglichen Mangel an essenziellen Mikronährstoffen vorbeugen und so unseren Körper fit und kraftvoll halten. Da sind Nahrungsergänzungsmittel gar nicht nötig.

DIE 7 BASICS DES BASENFASTENS NACH WACKER

Doch zunächst zu den wichtigsten Facts des Basenfastens. Das ist nämlich weit mehr als nur das Essen von Gemüse und Obst und Trinken von Wasser und Kräutertee. Das Basenfastenprogramm umfasst immer auch die gesamte Lebensweise und Alltagsgestaltung. Bewegung, Ruhe und Erholung, aber auch eine gründliche Darmreinigung gehören zum erfolgreichen Basenfasten einfach dazu. Wenn man es also umfassender begreift, sieht es so aus:

1. Motivation

Das A und O für erfolgreiches Basenfasten ist die Motivation, Gesundheit und Wohlbefinden aufrechtzuerhalten oder zu erreichen. Für viele Menschen steht dabei der Wunsch nach Gewichtsabnahme im Vordergrund. Diese ist aber beim Basenfasten eher ein schöner Nebeneffekt. Letztlich ist es jedoch nicht entscheidend, woher die Motivation kommt, sondern dass sie überhaupt da ist. Daher: Bitte nie den Partner dazu überreden, mitzumachen, und wenn er es noch so nötig hätte. Er beziehungsweise sie muss es selbst wollen.

2. Hundert Prozent basische Ernährung nach Wacker

Basenfasten ist ohne Kompromisse rein basisch: ohne tierische Lebensmittel – also laktosefrei und vegan. Getreide und Hülsenfrüchte sind nur in gekeimter Form dabei. Kaffee und Alkohol sind für die Zeit des Fastens tabu.
Man nimmt ausschließlich Lebensmittel und Getränke zu sich, die basisch verstoffwechselt werden. Da hierzu unterschiedliche Meinungen und Listen kursieren, findet sich in diesem Buch ein Saisonkalender mit allen nach Wacker basischen Lebensmitteln (**Seite 19**). Dabei beziehe ich mich nicht nur auf die

BASENFASTEN EINFACH ERKLÄRT

von den Professoren Remer und Manz entwickelte sogenannte PRAL-Formel (Potential Renal Acid Load), welche die Säurelast in Bezug auf die Nieren misst, sondern betrachte mir auch generell die Wirkung der Lebensmittel auf den Organismus. Und da haben eben Genussmittel wie Kaffee, Alkohol, Schokolade und Co. beim Fasten und Entlasten nichts zu suchen.

3. Genuss

Auch der Genuss kommt beim Basenfasten nicht zu kurz, denn was wir nicht mögen und was uns nicht schmeckt, das wollen wir nicht täglich zu uns nehmen. Und es geht ja um langfristigen Erfolg. Nach meiner Philosophie soll Basenfasten auch Genuss- und Geschmackserlebnisse bieten, denn nur so können wir eine veränderte Ernährungsweise in den Alltag übernehmen. Inspirationen dazu liefern die vielen leckeren Rezepte in diesem Buch (ab **Seite 84**).

4. Trinken

Die empfohlene Trinkmenge während der Basenfastenzeit, aber auch in der Zeit danach

Genießen Sie mit allen Sinnen: in ansprechender Wohlfühlumgebung, mit ausreichend Zeit und mit einem ebenso gesunden wie wohlschmeckenden Tee.

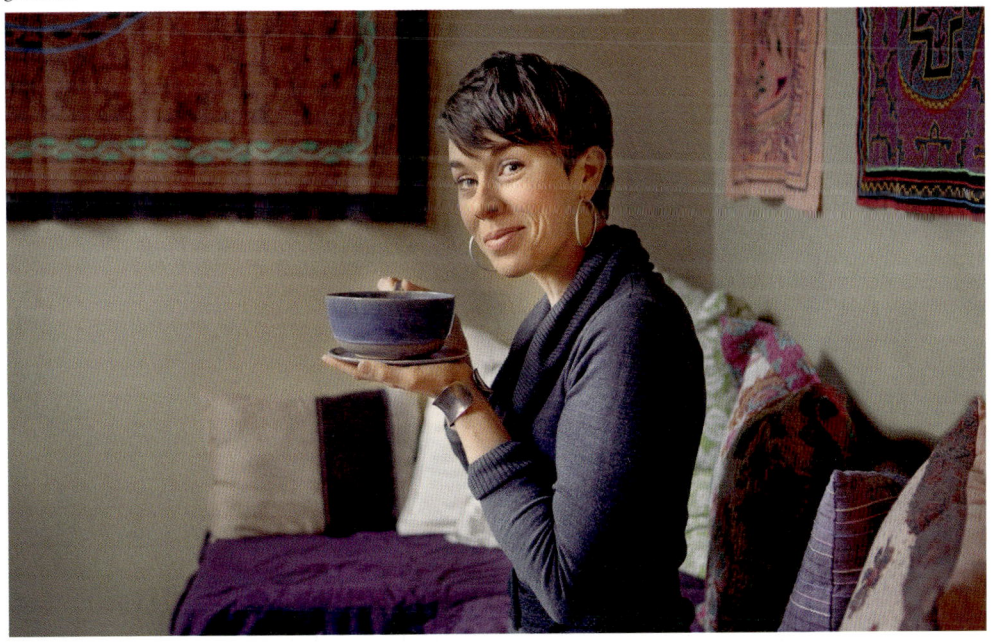

beträgt 2,5 bis 3 Liter täglich. Dieses Basic ist deshalb wichtig, weil Wasser den Stoffwechsel ankurbelt und somit die Gewichtsabnahme erleichtert.

Als Getränke kommen infrage:
- Quellwasser ohne Kohlensäurezusatz, heiß oder kalt
- morgens und mittags Ingwertee aus frischem Ingwer
- verdünnte reine Kräutertees ohne Zusätze. Wichtig ist, dass die Tees keine Früchte, keine Aromastoffe, keinen Roiboos und keinen schwarzen, grünen oder Matetee enthalten. Verdünnter Kräutertee ist von der Menge her definiert als ein Beutel Tee auf einen Liter Wasser.

5. Darmreinigung

Während des Basenfastens ist es empfehlenswert, den Darm regelmäßig zu reinigen, auch dann, wenn Sie bislang täglich Stuhlgang haben. Die Umgewöhnung auf die rein basische und sehr ballaststoffreiche Kost kann den Darm anfangs über Gebühr beschäftigen und zu Blähungen führen. Darmreinigung hilft dem Darm bei der Umstellung auf die basische Kost. Regelmäßige Darmentleerung bringt zudem das Abnehmen richtig in Schwung.

Meine Empfehlung ist ganz klar der Einlauf mit Wasser (mehr dazu auf **Seite 13**). Diese Darmreinigungsmethode ist für Ungeduldige besonders gut geeignet, denn hier bestimmen Sie den Zeitpunkt Ihrer Darmentleerung.

Bei Glauber- oder Bittersalz kann das schon mal viele Stunden dauern. Wenn Sie sich beispielsweise entscheiden, am Freitagabend einen Einlauf zu machen, dann wissen Sie, dass sich Ihr Darm im Laufe der nächsten Stunde entleeren wird.

6. Bewegung

Tägliche Bewegungsprogramme sollten immer sein, nicht nur beim Basenfasten. Doch diese Kur bietet eine gute Gelegenheit, sich das wieder anzugewöhnen und als Ritual zu etablieren, falls es im Alltag wieder mal untergegangen ist.

45 Minuten täglich sollten es schon sein. Sofern das Wetter mitspielt, drehen Sie eine große Joggingrunde durch den Wald oder durch den nächstgelegenen Park.

Wenn Sie bislang eine Couch-Potato waren, dann beginnen Sie Ihr Bewegungsprogramm sanfter – mit Walking oder Nordic Walking (Walking mit Stöcken). Auch ein Gymnastikprogramm zu Hause ist empfehlenswert.

7. Entspannung

Der Schlaf-wach-Rhythmus ist einer der grundlegenden Pfeiler für eine gesunde Lebensweise. Dasselbe gilt für den Rhythmus von Aktivitäts- und Ruhephasen. Aus diesem Grund gehören mindestens acht Stunden Schlaf sowie ein Entspannungsprogramm unbedingt zum Basenfasten. Guter und ausreichender Schlaf stärkt übrigens auch das Immunsystem.

HILFREICHE MASSNAHMEN BEIM BASENFASTEN

Unterstützen Sie während der Basenfastenzeit die Ausscheidungs- und Entgiftungsorgane bei ihrer Arbeit, denn sie sind jetzt besonders gefordert: Darm, Leber und Haut. Auch für Ihr seelisches Wohlbefinden können Sie einiges tun.

EINLAUF ZUR ENTLASTUNG DES DARMS

Während der Kur sollten Sie alle zwei bis drei Tage einen Einlauf machen. Er wird mit einem Irrigator durchgeführt, den es in verschiedenen Ausführungen gibt. Die meisten fassen zwei Liter. Legen Sie sich ein Handtuch auf den Boden im Badezimmer. Füllen Sie den Irrigator mit Wasser, das eine Temperatur von 36–37 °C hat. Legen Sie sich in linker Seitenlage auf das Handtuch. Nun folgen eine, zwei oder drei Füllungs- und Entleerungsphasen, bis sich der Darm leicht und leer anfühlt.

Fetten Sie das Einführrohr mit einer unparfümierten Fettcreme ein, schieben Sie es vorsichtig wenige Zentimeter in den After und öffnen Sie den Zulaufhahn des Irrigators. Das Wasser läuft nun langsam vom Enddarm aus in den Dickdarm. Wenn Sie zum ersten Mal einen Einlauf machen, kann es sein, dass Sie bereits nach einem viertel Liter oder weniger einen Entleerungsdruck verspüren. Das ist normal, denn der Darm reagiert beim ersten Mal gern ein wenig verspannt.

Wenn Sie nicht sofort einen Druck verspüren, rollen Sie sich auf den Rücken und warten Sie ab. Sobald Sie das Gefühl haben, dass der Druck auf die Darmwand zu stark wird und Sie das Wasser nicht mehr halten können, gehen Sie auf die Toilette.

Hat die erste (kleinere) Entleerung stattgefunden, lässt sich der Darm ein weiteres Mal mit Wasser befüllen. In der Rückenlage können Sie den Darm noch unterstützen, indem Sie Ihren Bauch sanft kreisend im Uhrzeigersinn von rechts unten bis zum Enddarm massieren.

LEBERWICKEL ZUR UNTERSTÜTZUNG DER ENTGIFTUNG

Ein Leberwickel regt die Funktion der Leber an, eines unserer wichtigsten Entgiftungsorgane. Sie sollten ihn alle drei Tage durchführen. Die Anwendung ist ganz einfach. Sie brauchen dazu lediglich eine Wärmflasche und zwei Handtücher. Die Wärmflasche wird mit heißem Wasser flach aufgefüllt. Überflüssige Luft bitte vor dem Verschließen herausdrücken. Dann wickeln Sie die Wärmflasche

in ein feuchtes Handtuch. Legen Sie sich entspannt auf den Rücken, sei es ins Bett oder auf die Couch, und platzieren Sie die eingewickelte Wärmflasche unterhalb des rechten Rippenbogens. Legen Sie ein trockenes Handtuch und eventuell noch eine Wolldecke darauf. Ruhen Sie sich 30 Minuten aus.
Bitte verzichten Sie während der Menstruation auf Leberwickel, da sonst die Blutung verstärkt werden kann, ebenso bei Entzündungen des Magen-Darm-Traktes – halten Sie bei Fragen Rücksprache mit dem Arzt.

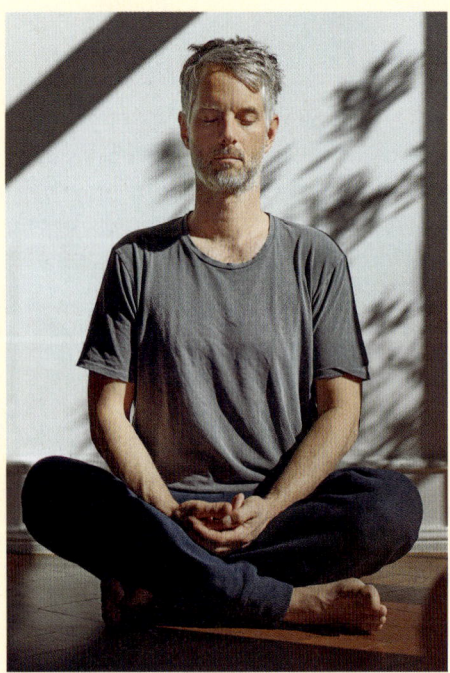

Eine kleine Meditationspause können Sie auch im Büro zwischendurch einlegen.

BASENBAD

Nicht nur während der Basenfastenzeit, sondern gerade auch im Alltag ist das Basenbad eine ideale Möglichkeit, einen stressigen Tag entspannt ausklingen zu lassen. Ideal ist es, zwei- bis dreimal die Woche ein Basenbad zu nehmen, in ganz »sauren« Zeiten kann es auch mehrere Abende nacheinander angewandt werden.

Die Badezeit beträgt 25 Minuten und sollte vor allem dann nicht überschritten werden, wenn der Kreislauf gern mal schwächelt.
Dosierungsempfehlung:
- 6 EL pro Vollbad (ca. 150 g)
- 1–2 EL pro Fußbad (ca. 30 g)

Am besten ist es, sich nach dem Basenbad, ohne sich abzutrocknen, in den Bademantel zu kuscheln und sich erst am nächsten Morgen wieder einzucremen. Auf diese Weise wird die nächtliche Ausscheidungsfunktion der Haut optimal unterstützt.
Alternativ zum Basenbad können Sie ein basisches Körperpeeling machen.

EMPFEHLENSWERTE ENTSPANNUNGSMETHODEN

Yoga, Pilates, Tai-Chi, Qi-Gong und Meditation – vielleicht sind Sie mit der einen oder anderen Methode bereits vertraut. Falls nicht, ist die Zeit des Basenfastens hervorragend geeignet, sich mit einer Methode Ihrer Wahl vertraut zu machen und sie auch langfristig beizubehalten. Planen Sie anfangs 10 Minuten täglich ein. Schon das bringt etwas.

DIE 10 REGELN DES BASENFASTENS NACH WACKER

Egal ob Sie eine, zwei oder drei Wochen basenfasten – die Anwendung der folgenden Regeln ist eine der Voraussetzungen für den Erfolg. Sie sind übrigens auch nach dem Basenfasten sinnvoll. Einen Wochenplan für siebentägiges Basenfasten finden Sie im Klappentext.

Regel 1: Vorsicht mit Rohkost

Sie enthält zwar häufig die meisten Vitamine und sekundären Pflanzenstoffe, aber auch so manches, was wir roh nicht gut verdauen können. So kann es zu Blähungen und Verdauungsstörungen kommen. Sollten beim Basenfasten solche Beschwerden auftreten, dann empfehlen wir, vor allem anfangs weitgehend auf Rohkost zu verzichten.

Regel 2: Rohes Gemüse und Obst nur bis 14 Uhr

Um den Darm grundsätzlich nicht mit Rohkost zu überladen und die Aufnahme von Fruchtzucker im Rahmen zu halten, sind rohes Gemüse und Obst beim Basenfasten nur bis 14 Uhr erlaubt. Alles, was danach auf den Tisch kommt, ist gedämpft, gedünstet oder gekocht und obstfrei. So werden Darm und Leber entlastet, die Zellregeneration wird angefacht.
Schwer verdauliche Lebensmittel wie Pilze, Kohl, Paprika und Zwiebelgewächse sollten bevorzugt mittags gegessen werden, um dem Darm am Abend etwas Entspannung zu verschaffen.
Gewürze und Kräuter wie Kümmel, Anis, Fenchelsamen, Melisse, Majoran, Zimt oder Ingwer fördern die Verträglichkeit von Rohkost und schwerer verdaulichen Gemüsesorten.

Regel 3: Die letzte Mahlzeit spätestens um 18 Uhr

Beim Basenfasten gibt es drei Mahlzeiten – Frühstück, Mittagessen und Abendessen. Zwischenmahlzeiten bitte unbedingt vermeiden, denn das Basenfasten soll ja nicht nur während der Fastenzeit wirken, sondern es soll ein Einstieg in den Umstieg werden – also hin zu einem gesünderen Essverhalten. Zwischenmahlzeiten sind in aller Regel unnötig für uns, ausgenommen Sportler und Personen mit Krankheiten, bei denen eine häufige Nahrungsaufnahme wichtig ist. Der Idealfall ist ein relativ gleichbleibender Essrhythmus zusammen mit einer langen Pause an Nahrungsaufnahme in der Nacht. Wenn

> **ROHKOST IM SINNE DER WACKER-REGELN**
> - Obst, das nicht erhitzt wurde
> - Blatt- und Rohkostsalate
> - ungekochtes Gemüse
> - Trockenobst
>
> Nüsse, Samen, Oliven und Avocados zählen wir nicht zur Rohkost, obwohl sie nicht erhitzt sind.

Sie spätestens um 18 Uhr zu Abend essen und frühestens um 7 Uhr frühstücken, ergibt sich eine Nahrungspause von mindestens 13 Stunden. In dieser Zeit können sich Darm und Immunsystem um Reparaturarbeiten im Körper kümmern. Dauert die Essenspause länger an, wird der Effekt intensiviert.

Regel 4: Lebensmittel am besten knackig und natürlich

Nicht nur roh, aber bitte auch nicht verkocht! Das Übergaren von Gemüse führt zu einem Vitaminverlust und zu langes Kochen im Wasser lässt die Nährstoffe entweder im Garwasser schwimmen oder an der Küchendecke kleben. Beides keine Orte, an denen unsere Zellen an die Nährstoffe kommen. Die Lebensmittelzubereitung mittels Dämpfen liefert eine perfekte Geschmacksentfaltung bei gleichzeitigem Erhalt der meisten Vitalstoffe. Für kurze Zeit im Ofen gebacken, kurz gedünstet oder gekocht oder leicht angebraten in der Pfanne bietet Gemüse Abwechslungsreichtum beim Basenfasten und das erhält die Lust auf die basischen Gerichte. Außerdem ist absolute Frische angesagt. Konserviertes Obst und Gemüse sowie Tiefkühlkost gehören nicht in die rein basische Küche.

Regel 5: Wohlfühlmenge beachten

Wie viel auf einen Basenfastenteller gehört, variiert von Mensch zu Mensch. Ein stattlicher Mann mit 1,90 m braucht mehr Nahrungsmittelenergie als eine zierliche Frau mit einer Körpergröße von 1,60 m. Allerdings ist in der westlichen Welt zu beobachten, dass viele Menschen mehr essen, als sie benötigen. Durch die Dichte an Vitalstoffen beim Basenfasten reduziert sich der Hunger nach den ersten Tagen meist stark, da der Körper so gut wie keine »leeren Kalorien« erhält und die Zellen ausreichend mit Vitaminen und Mineralstoffen versorgt werden.

Die sogenannte Wohlfühlmenge ist die Menge an Essen, bei der sich ein angenehmes Sättigungsgefühl im Bauch einstellt, ohne dass man dabei eine Art Schwere verspüren würde. Das zu erfühlen, kann am Anfang des Basenfastens noch etwas schwierig sein, doch mit langsamer Essgeschwindigkeit, Aufmerksamkeit mit allen Sinnen – das Essen sehen, hören, riechen, auf der Zunge fühlen und schmecken – und mit voller Konzentration auf das Essen, also ohne Ablenkungen, kommt das Gefühl für die eigene Wohlfühlmenge schnell zum Vorschein.

Regel 6: Üppige Mischungen auf dem Teller vermeiden

Die Liste der basischen Zutaten, welche beim Fasten erlaubt sind, ist lang. Allerdings muss nicht alles gleichzeitig auf den Teller. Es sollten in der Regel nicht mehr als drei bis maximal vier Komponenten an Gemüse beziehungsweise Obst in einer basischen Mahlzeit verarbeitet sein. Sind es mehr, so können die einzelnen Ingredienzen gar nicht wirklich zum geschmacklichen Ausdruck kommen. Außerdem können solche Mischungen zu leichten Verdauungsstörungen führen. Ein »Zurück zum natürlichen Geschmack« wird am besten durch Einfachheit auf dem Teller erreicht. Das ist ein gutes Training, um die meist durch Zucker und Zusatzstoffe wie Geschmacksverstärker und künstliche Aromen überladenen Geschmacksknospen wieder mit der Fülle des Geschmacks von natürlichen Produkten vertraut zu machen.

Regel 7: Sanft würzen ohne Übertreibung

Diese Regel ist eng mit der vorangehenden verbunden. Kräuter und Gewürze bringen eine Vielzahl an gesundheitsfördernden Stoffen wie zum Beispiel Antioxidantien mit. Doch vor allem verleihen sie dem Essen die besondere Würze. Die geschmackliche Abrundung basischer Speisen wird beim Fasten erlangt durch:

- frische und getrocknete Kräuter (etwa Petersilie, Majoran, Oregano, Basilikum)
- frisch gemahlene Körner (etwa Pfeffer, Koriander und Piment)
- frische Microgreens und frische oder getrocknete Keimlinge (etwa Kresse, Sojasprossen, gekeimte Hülsenfrüchte, gekeimtes Getreide)
- Samen und Körner (etwa Mohn, Leinsamen, Sesam, Kürbiskerne)
- Sesamsalz (Gomasio), Meersalz oder Himalayasalz in kleinen Mengen
- kalt gepresste Pflanzenöle

Regel 8: Essen, was schmeckt

Nicht alle basischen Lebensmittel treffen jedermanns Geschmack. Wenn etwas nicht schmeckt, soll es auch nicht auf den Teller. Genuss ist höchstes Gebot beim Basenfasten und heruntergezogene Mundwinkel gepaart mit einer gerümpften Nase, verursacht durch etwas, was so gar nicht mundet, machen keinen glücklich und gesund.

Vorschnelles Verbannen von unliebsamen Gemüse- oder Obstsorten ist allerdings nicht immer ratsam. Denn durch Basenfasten werden so manche Lebensmittel auf ungewohnte Weise zubereitet, was zu einem veränderten Geschmack führt, der sich von dem, den wir davon abgespeichert haben, unterscheidet. Probieren geht also über Studieren und vielleicht kommt durch die Basenfastenzeit die ein oder andere Zutat auf die »Mag ich«-Liste hinzu.

Regel 9: Mehr Gemüse als Obst

Beides hat viele Vitalstoffe, beides wird basisch verstoffwechselt und doch gilt:

---

80 Prozent Gemüse, 20 Prozent Obst lautet die Regel beim Basenfasten.

Aber weshalb? Das liegt vor allem am Zuckergehalt vom Obst. Auch wenn der Fruchtzucker beim Basenfasten aus natürlichen Quellen kommt, so ist doch ein Übermaß davon belastend für die Leber. Um die Entsäuerung und Entlastung optimal zu gewährleisten, ist es wichtig, dass die Leber nicht allzu viel mit der Verstoffwechselung von Fruktose beschäftigt ist. Noch schlechter ist es, wenn die Fruktose erst gar nicht zur Leber kommt, sondern durch ein Zuviel davon der Dünndarm nicht mehr schnell genug mit seiner Verdauung hinterherkommt. Das führt zum einen dazu, dass der Fruchtzucker weiter in den Dickdarm wandert und dort Blähungen und das Vermehren von schlechten Darmbakterien begünstigt, zum anderen kann es durch den Einfachzucker Fruktose zu Entzündungen in der Darmwand kommen, was schlimmstenfalls in einer durchlässigen Darmwand gipfelt. Zu guter Letzt sei noch erwähnt, dass zu viel Obst durch seinen Fruchtzucker- und Fruchtsäuregehalt Hauterkrankungen wie Akne oder Neurodermitis verschlechtern kann. Trotzdem ist das vitalstoffreiche Obst für gesundes Basenfasten wichtig. Die richtige Menge ist ausschlaggebend, ob es förderlich oder eher kontraproduktiv wirkt. Am besten eignet sich Obst für das basische Frühstück. Mittags sind vor allem Rohkostsalate und kleine Gemüsespeisen der Basenfastenhit und abends sollten Suppen und leichte, gegarte Gemüsegerichte auf dem Speiseplan stehen.

Regel 10: Gründlich kauen

Beim Verspeisen all der vitalstoffreichen und geschmackvollen Speisen darf eines nicht vergessen werden: das gründliche Kauen. Damit die Nährstoffe optimal verdaut werden können und die Darmbakterien sich nicht im Übermaß an zu großen Speisestücken zu schaffen machen müssen, ist das Kauen und Einspeicheln der Lebensmittel wichtig. Außerdem erhöht das lange Kauen die Aufmerksamkeit auf das Essen, fördert grundsätzlich die Konzentration und ermöglicht es, dass sich unterschiedliche Geschmäcker im Mund entfalten, die einem beim zu hastigen Schlucken sicherlich entgangen wären. Das mindestens 10- bis 15-malige Kauen lässt uns die Wohlfühlmenge schneller erreichen und entlastet effektiv den Darm. Und nicht zuletzt: Schnelles Schlingen und hastiges Schlucken wirken meist recht unansehnlich, also noch ein Grund mehr, in aller Ruhe zu kauen.

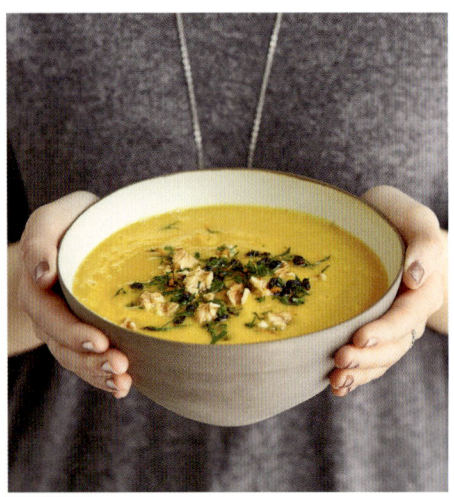

Eine Gemüsesuppe, hübsch garniert, lässt sich schnell zubereiten.

BASISCHER SAISONKALENDER – DAS ALLES DÜRFEN SIE ESSEN

Die meisten Obst- und Gemüsesorten, Kartoffeln, Kräuter, Nüsse und Keimlinge werden basisch verstoffwechselt. Die neutral wirkenden Öle bereichern die Salate und die Gemüsegerichte. So können Sie essen, genießen und satt werden.

GEMÜSE

Gemüse	Frühling	Sommer	Herbst	Winter	ganzjährig
Aubergine		●			
Avocado					●
Betakarotte					●
Blumenkohl		●	●		
Brokkoli		●	●		
Brunnenkresse	●				
Buschbohne		●	●		
Butterrübchen			●	●	
Chinakohl					●
Dolmapaprika		●			
Eiszapfen (weißer Rettich)			●	●	
Erbse, frisch		●			
Fenchel		●	●		●
Frühlingszwiebel		●	●		
Grünkohl			●	●	
Gurke		●			
Kartoffel					●
Knollensellerie			●		●
Kürbis, alle Arten			●	●	
Lauch			●	●	
Mangold		●	●		
Möhre					●
Navetterübchen		●	●	●	
Okraschote					●
Olive					●
Pak Choi		●	●		
Paprika		●	●		
Pastinake			●	●	
Petersilienwurzel			●	●	
Radieschen	●	●			
Rettich					●
Romanesco		●	●		
Rote Bete					
Rotkohl			●	●	
Schalotte					●
schwarzer Rettich			●		
Spinat					●
Spitzkohl		●	●	●	
Sprossen					
Staudensellerie			●	●	
Steckrübe		●	●	●	
Süßkartoffel					●
Tomate		●	●		
Topinambur					●
Trüffelkartoffel					●
Weißkohl			●		

Frühling ●, Sommer ●, Herbst ●, Winter ●, ganzjährig (teils importiert) ●

	Frühling	Sommer	Herbst	Winter	ganzjährig
Wirsing			●	●	
Zucchino		●	●		
Zuckerhut			●	●	
Zuckerschote		●	●		
Zwiebel					●

OBST

	Frühling	Sommer	Herbst	Winter	ganzjährig
Ananas					●
Apfel					●
Apfelbanane					●
Aprikose		●			
Berberitze					●
Birne			●		
Brombeere		●	●		
Cherimoya (Rahmapfel)					●
Clementine					●
Cranberry					●
Dattel, frisch					●
Erdbeere	●	●			●
Esskastanie			●		
Feige		●	●		
Granatapfel					●
Grapefruit					●
Guave					●
Heidelbeere		●			
Himbeere		●			
Holunderbeere		●			
Johannisbeere, Jostabeere		●			
Kaki					●
Kirsche		●			
Kiwi		●	●		●
Kumquat					●
Limette					●
Litschi					●
Mandarine					●
Mango					●
Maracuja					●
Melone		●	●		●
Minneola (Orangenmandarine)				●	●
Mirabelle		●			
Nektarine		●			
Orange					●
Orlando					●
Pampelmuse					●
Papaya					●
Pfirsich		●			
Pflaume		●	●		
Physalis					●
Quitte			●		
Reneklode (Edelpflaume)		●			
Rhabarber	●				
Sanddornbeere			●		
Satsuma-Mandarine					●
Sauerkirsche		●			
Stachelbeere		●			
Sternfrucht					●
Traube, rot & weiß			●		
Zitrone					●
Zwetschge			●		

Frühling ●, Sommer ●, Herbst ●, Winter ●, ganzjährig (teils importiert) ●

KERNE & KÖRNER

Aprikosenkern	●
Kokosnuss	●
Kürbiskern	●
Leinsamen	●
Macadamianusskern	●
Mandelkern	●
Paranusskern	●
Pistazienkern	●
Sesamsamen	●
Sonnenblumenkern	●
Walnusskern	● ●
Wasserkastanie	●
Zedernusskern	●

SALATE

Bataviasalat	● ●
Borretsch	●
Chicorée	●
Eichblatt	● ●
Eisbergsalat	● ●
Eistropfensalat	●
Endivie	● ● ●
Feldsalat	● ●
Friséesalat	●
Kapuzinerkresse	● ●
Kopfsalat	● ● ●
Lattich	●
Lollo Bianco	● ●
Lollo Rosso	● ●

Löwenzahn	● ●
Melde	●
Orchideensalat	● ●
Radicchio	●
Romanasalat	● ●
Rübstil	● ● ●
Rucola	● ●
Sauerampfer	●
Sommerportulak	● ●
Treviso	● ●
Wildkräuter	●
Winterportulak	● ●
Zucchiniblüte	● ●

GEWÜRZE & KRÄUTER (FRISCH UND GETROCKNET)

Basilikum	●
Beinwell	●
Bibernelle	●
Bockshornklee	●
Bohnenkraut	●
Borretsch	●
Brennnessel	●
Chilischote	●
Dill	●
Fenchelsamen	●
Gänseblümchen	●
Giersch	●
Glattpetersilie	●
Ingwer	●
Kamille	●

Frühling ●, Sommer ●, Herbst ●, Winter ●, ganzjährig (teils importiert) ●

Kaper	●
Kardamom	●
Kerbel	●
Koriander	●
Kreuzkümmel	●
Kümmel	●
Kurkuma	●
Lavendelblüte	●
Liebstöckel	●
Majoran	●
Meerrettich	●
Melisse	●
Muskatnuss	●
Nelke	●
Oregano	●
Petersilie	●
Pfeffer, alle Sorten	●
Pfefferminze	●
Piment	●
Rosmarin	●
Safran	●
Salbei	●
Schabziger Klee	●
Schachtelhalm	●
Schnittlauch	●
Schwarzkümmel	●
Sellerieblatt	●
Thymian	●
Vanille	●
Wildkräuter	●
Ysop	●

Zimt			●
Zitronenmelisse			●
Zitronenthymian			●

PILZE

Austernpilz			●
Bovist	●		
Champignon			●
Egerling			●
Herbsttrompete		●	
Igel-Stachelbart			●
Krause Glucke	●	●	
Kräuterseitling			●
Morchel	● (grün)		●
Pfifferling	●	●	
Portabella			●
Shiitake			●
Sommertrüffel	●		
Steinpilz	●	●	
Wintertrüffel			● (blau)

WEITERE BASISCHE LEBENSMITTEL

Keimlinge & Sprossen (frisch, getrocknet)	●
Microgreens (frisch)	●
Trockenobst (ungeschwefelt, alle Sorten)	●
Kalt gepresste Pflanzenöle (alle Sorten)	●

Frühling ●, Sommer ●, Herbst ●, Winter ●, ganzjährig (teils importiert) ●

DIE TOP TEN DER BASISCHEN LEBENSMITTEL

Beim Basenfasten, aber auch in der basischen Ernährung stehen uns, wie man sehen kann, eine Vielzahl an frischen, leckeren und gesunden basenbildenden Nahrungsmitteln zur Verfügung.

Doch schaut man sich die Basenbildner mal genauer an, dann gibt es einige Unterschiede zu entdecken. So bestehen manche Basenbildner überwiegend aus Wasser, wie beispielsweise Blattsalate und Gurken, andere überwiegend aus Wasser und Zucker, wie Melonen und Nektarinen. Trotzdem sind sie basisch und gut für uns. Andere sind wahre Kraftpakete unter den basischen Lebensmitteln. Die besten von ihnen besitzen nicht nur die Eigenschaft, die Säurelast auf die Nieren und den Organismus zu mindern, sie enthalten auch eine Menge lebenswichtiger Nährstoffe wie Vitamine, Mineralstoffe, Enzyme und bioaktive Stoffe. Diese sorgen erfahrungsgemäß dafür, dass sowohl die Gefäße als auch die Zellen geschützt werden und wir somit stabiler werden gegen Krankheiten und Alterserscheinungen. Der Stoffwechsel wird in Schwung gehalten, indem alle verbrauchten und nicht benötigten Stoffe abgebaut und schnell ausgeschieden werden. Daher habe ich diese Besten schon in meinem Ratgeber »Basenfasten« auf meine Top-Ten-Liste der Basenbildner gestellt. Natürlich gehören auch die Keimlinge dazu – denen ich dieses Buch gewidmet habe.

1. Schwarzer Rettich

Dieser Basenbildner wirkt nicht nur entspannend, sondern ist ein altes Hausmittel bei Husten. Früher war es üblich, wenn Kinder Husten mit viel Schleimbildung hatten, ihnen Schwarzrettichsirup zu geben. Dazu hat man diesen unscheinbaren schwarzen runden Rettich ausgehöhlt und mit Zuckersirup gefüllt. Schwarzrettichsirup wirkt wunderbar schleimlösend, hat schon so manchem Sänger aus der Patsche geholfen und gehört mit seinem hohen Mineraliengehalt zu den basischsten Lebensmitteln. Inzwischen weiß man auch, dass seine Schärfe den Glucosinolaten (**Seite 63**) zuzuordnen ist. Sie gehören zu den sekundären Pflanzenstoffen und sollen, zahlreichen Studien zufolge, vor bestimmten Krebserkrankungen schützen. Schwarzrettichsirup ist auch als Fertigsaft in Reformhäusern zu finden.

Als Salat war der schwarze Rettich wegen seines beißenden Geschmacks noch nie so beliebt. Dabei kommt er mit einem frischen, zitrusfruchtigen basischen Dressing sehr charmant daher. Schon für mein erstes Buch aus dem Jahr 2002 habe ich ein Salatrezept mit schwarzem Rettich kreiert. Da die Glucosinolate hitzeempfindlich sind, ist es tatsächlich besser, ihn als Salat zu essen.

2. Oliven

Oliven schmecken lecker und sind ebenfalls besonders basisch. Dabei haben die schwarzen (ungefärbten!) Oliven eine stärkere Ba-

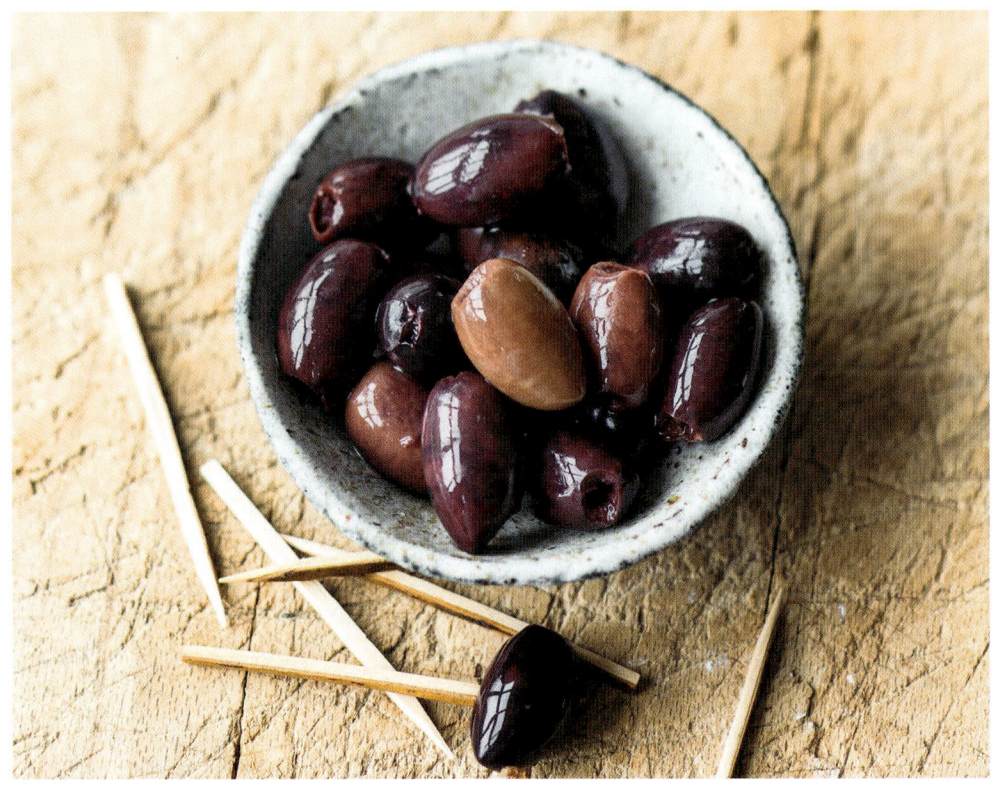

Ob eingelegt oder nach der Ernte eingepackt – schwarze, nicht gefärbte Oliven sind ein basisches Essvergnügen und bereichern jeden mediterranen Vorspeisenteller.

senwirkung als die grünen. In Naturkostläden erhalten Sie auch Oliven, die nicht wie die meisten handelsüblichen Sorten mit Eisengluconat geschwärzt sind, sondern ihre dunkle Farbe von einer längeren Reifezeit bekommen. Woran Sie die Schwärzung erkennen? Sie ergibt einen metallischen Beigeschmack, der das herrliche Aroma der Olive unnötigerweise abschwächt.

3. Erdmandeln

Erdmandeln oder Chufas-Nüssli, wie sie hierzulande nach ihrer spanischen Bezeichnung Chufas ebenfalls genannt werden, sind die kleinen Wurzelknöllchen einer Zyperngrasart. Diese uralte Kulturpflanze punktet mit ihrem süßen und nussartigen Geschmack, obwohl sie botanisch keine Nuss ist. Sie passt daher wunderbar in jedes Müsli, findet sich aber auch in zahlreichen Gemüserezepten oder in Soßen. Es gibt sie gemahlen oder geröstet und gemahlen. Wichtig ist der richtige Mahlgrad, denn wenn sie zu wenig gemahlen sind, kratzen sie im Hals, und wenn sie zu stark gemahlen sind, werden sie pampig.

4. Keimlinge

Ihnen ist dieses Buch gewidmet. Frisch gekeimte und getrocknete Samen aller Art gehören bei mir schon immer zum Basenfasten. Unser Körper tut sich mit Samen, Körnern und Getreideflocken in Vollkornqualität normalerweise schwer, denn die harten Schalen sind nicht so ohne Weiteres zu verdauen und nicht selten sind Völlegefühl und Blähungen die Folge. Doch genau in ihnen stecken die vielen wertvollen Mineralstoffe. Durch den Keimprozess wird die Schale aufgeweicht, das Keimen in Gang gesetzt und wir erleichtern so unserem Körper die Verdauung. Beim Keimen erhöht sich zudem der Gehalt an Vitaminen und Mineralstoffen.

5. Frische Kräuter

Kräuter aus dem Garten oder vom Topf auf der Fensterbank bieten jede Menge Vitalstoffe und verleihen Gerichten eine besondere aromatische Note. Sorten wie Rosmarin, Kapuzinerkresse, Thymian, Zitronenmelisse, Basilikum und Pfefferminze sind besonders gut für den Balkon geeignet. Wer Lust auf mehr hat, kann es auch mal mit Liebstöckel (Maggiekraut), Salbei, Oregano, Petersilie, Schnittlauch, Bibernelle, Ysop, Sauerampfer, Dill und Majoran versuchen. Frische Kräuter enthalten sehr viele Mineralstoffe, aber auch ätherische Öle, die jede Mahlzeit viel besser würzen als das ständig eingesetzte langweilige Kochsalz. Selbstverständlich kann man im Winter auch auf getrocknete Kräuter ausweichen.

6. Sesam

Diese kleinen Körnchen haben es in sich: 20,9 Prozent Eiweiß mit allen essenziellen Aminosäuren. Bei einem Kaliumgehalt von 458 mg, einem Magnesiumgehalt von 347 mg und einem Kalziumgehalt von 783 mg auf 100 g sind sie ein volles Mineralstoffpowerpaket. Auch die Vitamine B_1, B_2 und B_6 sind reichlich vorhanden. Der Rest sind gutes pflanzliches Fett und Ballaststoffe. Es lohnt sich daher, Sesam – auch Sesamöl – öfter in der basischen Küche zu verwenden. Wie bei allen Samen und Körnern ist es immer besser, sie zu mahlen oder zu schroten, damit unsere Enzyme sie leichter verdauen können. Sie lassen sich auch prima keimen.

7. Sesamsalz

Sesamsalz, auch Gomasio genannt, ist ein supergesunder Ersatz für herkömmliches Speisesalz. Gomasio enthält nur einen geringen Anteil Kochsalz – meist um die 5 Prozent. Durch den hohen Gehalt an Mineralien im Sesam erscheint einem die gesamte Mischung salziger, als sie eigentlich ist. Also

DIE BASISCHE GRUNDAUSSTATTUNG

- reines Quellwasser
- reine Kräutertees und Blütentees
- Erdmandelflocken
- Müslimischungen aus gekeimten Flocken (ohne Zuckerzusatz)
- kalt gepresste Pflanzenöle
- Gomasio (= Sesamsalz)
- Gewürze
- Gemüsebrühe in Bioqualität und hefefrei
- Samen zum Keimen oder fertige Keimlinge
- frische Kräuter (Petersilie, Basilikum, Schnittlauch etc.)
- Obst der Saison
- Salat- und Gemüsesorten der Saison sowie Kartoffeln
- Zubehör für den Einlauf zur Darmreinigung (Irrigator ist in der Apotheke erhältlich)
- Basenbad

eine gesunde »Mogelpackung«, wenn man den Salzkonsum reduzieren möchte. Der nussige Geschmack passt auch hervorragend zu asiatischen Gerichten.

8. Kartoffeln

Kartoffeln schätzte schon der Entwickler der Säure-Basen-Theorie Ragnar Berg als sehr basischen Kohlenhydratspender. Sie machen nicht nur anhaltend satt, sondern sind aufgrund ihres hohen Kaliumgehalts starke Basenbildner.
Ihr Gehalt an resistenter Stärke (**Seite 47**) macht sie zudem zu einem gesunden Futter für die Darm- und für die Gehirnzellen. Außerdem lassen sich Kartoffeln vielfältig zubereiten und sind ganzjährig erhältlich. Gerade für Basenfastenanfänger sind sie oft die rettende Sättigung. Ich empfehle daher, den Kartoffelanteil in den ersten drei Basenfastentagen etwas zu erhöhen, damit man sich von Anfang an wohl und satt fühlt.

9. Äpfel

Äpfel sind fast zu jeder Saison erhältlich und schmecken einfach köstlich. Sie haben durch ihren Pektingehalt eine darmberuhigende Wirkung. Und sie werden nie langweilig. Es gibt zahlreiche Apfelsorten: von süß bis herb und säuerlich.
Apfel und Banane sind die Grundlagen eines basischen Müslis – diese Mischung darf bei mir so gut wie nie fehlen.

10. Bananen

Bananen sind durch ihren hohen Kaliumgehalt sehr basenbildend und das ganze Jahr über erhältlich. Sie sind fast schon eine Basisbeilage für das basische Müsli und für das basische Porridge. Nicht zuletzt machen sie schnell satt und sind auch mal eine gute Zwischenmahlzeit am Vormittag.

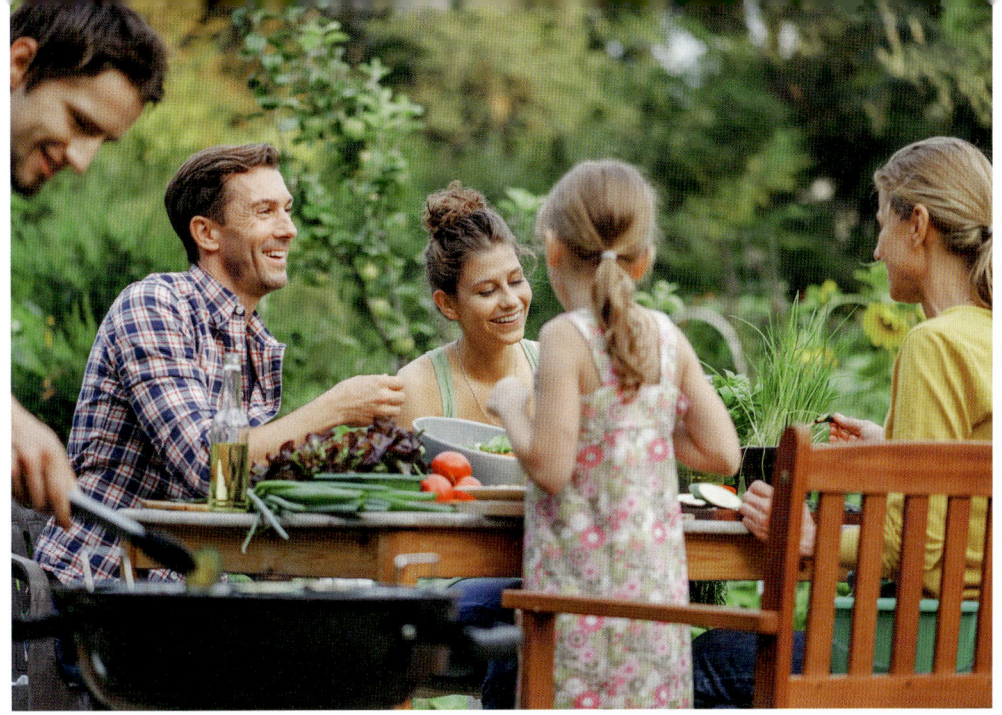

SO GEHT ES WEITER NACH DEM BASENFASTEN

Beim Basenfasten war es ja noch relativ leicht: Alle Säurebildner werden für ein bis drei Wochen vollständig von der Speisekarte verbannt. Es wird nur gegessen und getrunken, was der Körper basisch verstoffwechseln kann.
In der basischen Ernährung dagegen ist ein Anteil von 20 bis 30 Prozent Säurebildnern vorgesehen. Doch wie ist dieser Anteil umzusetzen? Dabei ist eines ganz wichtig: Die Säurebildner sind nicht alle gleich sauer und gleich ungesund. Es kommt daher auf die Auswahl der richtigen Säurebildner an. Deshalb habe ich schon vor Jahren damit begonnen, zwischen guten und schlechten Säurebildnern zu unterscheiden. Denn neben der Eigenschaft, Säuren und Basen zu bilden, spielen natürlich auch die Nährstoffe der

Nahrungsmittel eine wichtige Rolle – und die sind bei manchen Säurebildnern nicht zu vernachlässigen.

GUTE SÄUREBILDNER

Das sind zum einen nur schwache Säurebildner, zum anderen enthalten sie trotz ihrer Säurewirkung so viele wertvolle Nährstoffe, vor allem viele Mineralstoffe, dass sie für eine dauerhafte vollwertige und basenreiche Ernährung unverzichtbar sind. Dazu gehören:

- Vollkorngetreide
- Hülsenfrüchte: Linsen, Bohnen, Mungobohnen, Adzukibohnen, Sojabohnen, Kichererbsen
- Nüsse (einige Sorten sind auch basenbildend – siehe Saisonkalender, Seite 21)
- Sojaprodukte
- Artischocken, Spargel, Rosenkohl
- grüner und weißer Tee

DIE 10 SCHLECHTESTEN SÄUREBILDNER

Auch wenn es empfehlenswert ist, die guten Säurebildner zu bevorzugen, wird es sich im Alltag kaum vermeiden lassen, auch mal schlechte Säurebildner auf dem Teller oder im Glas zu haben. Es sei denn, man lebt vegan. Wer auf tierische Produkte nicht verzichten möchte, wird um schlechte Säurebildner ohnehin nicht herumkommen. Trotzdem kann man sich basenreich ernähren. Es ist letztlich eine Frage der Menge und wie viele nährstoffreiche basische Lebensmittel man dazu isst.

Die Säurelast der schlechten Säurebildner auf die Nieren ist wesentlich höher – dies gilt besonders für Produkte mit tierischem Eiweiß. Bei Produkten aus pflanzlichem Eiweiß wird die Säurelast immerhin durch den hohen Gehalt an Mineralstoffen vermindert. Schlechte Säurebildner sind:

- Fleisch und Wurstwaren
- Fisch und Meeresfrüchte
- Milch und Milchprodukte, auch Käse
- geschältes Getreide und Auszugsmehle, auch polierter Reis
- zuckerhaltige Lebensmittel, auch Getränke
- alkoholische Getränke und Zubereitungen
- koffeinhaltige Getränke und Zubereitungen
- stark verarbeitete Lebensmittel mit Zusatzstoffen

Die 10 schlechtesten Säurebildner wollen wir hier näher unter die Lupe nehmen:

1. Softdrinks, Cola

Sie enthalten nicht nur reichlich Zucker oder – in Lightprodukten – künstliche Süßstoffe, meist sind sie auch angereichert mit künstlichen Aromen und aufputschendem Koffein. Außerdem sind gerade in Colagetränken relativ große Mengen an Phosphorsäure enthalten. Diese Säure schadet bei regelmäßigem Genuss dem Zahnschmelz. Als »Kalziumräuber« kann sie bei Kindern und Jugendlichen zu dauerhaften Schäden führen, da sie für den Abbau von Kalzium in den Knochen verantwortlich gemacht wird.

Wem Wasser und Kräutertees als Getränke zu fad sind, der kann für die basenreiche Ernährung auf naturtrübe Säfte ohne Zuckerzusatz oder auf selbst gemischte Saftschorlen zurückgreifen.

2. Süßigkeiten mit Haushaltszucker

Süßigkeiten sind voller Zucker. Er verursacht nicht nur Karies, sondern führt, wenn man viel davon isst, langfristig zu einer latenten Übersäuerung, wie zahlreiche Beobachtungen der Erfahrungsmedizin gezeigt haben. Basische Alternativen zu Zucker sind Agavensirup, Ahornsirup und Kokosblütensirup. Honig ist eine leicht saure Alternative.

Bei Süßigkeiten, Gebäck und Fertigprodukten ist häufig viel zu viel Zucker zugesetzt. Auch bei heißer Schokolade, bei vielen Müslifertigmischungen und bei Cornflakes, selbst bei Ketchup und sauren Gurken. Daher bitte immer auch das Kleingedruckte lesen, besser noch: so weit wie möglich auf Fertigprodukte verzichten.

Probieren Sie außerdem, mit weniger Süße auszukommen, beim Backen und Kochen genauso wie bei der Tasse Kaffee.

3. Wurstwaren und Schinken

Für die Säurewirkung von Fleisch und Fisch ist der Eiweißgehalt ausschlaggebend. Auch der Puringehalt der meisten Fleisch- und Wurstsorten ist ähnlich hoch. Tierische Proteine besitzen immer einen sehr hohen Anteil an Purinen, die im Stoffwechsel zu Harnsäure abgebaut werden und über die Nieren ausgeschieden werden müssen. Geschieht dies nicht in ausreichendem Maß, steigt der Harnsäurespiegel im Blut an und kann sich als langfristige Folge in den Gelenken ablagern und zu Gicht führen. Fleisch, aber auch Wurst und Schinken wirken somit zweifach als Säurebildner.

Erschwerend kommt hinzu, dass gepökelte Fleischwaren wie Salami oder Schinken zudem Nitritpökelsalz enthalten. Es wird zur Konservierung sowie zur Aromatisierung verwendet, aber auch um dem Fleisch eine rötlichere Farbe zu verleihen. Nimmt der Körper Nitrit auf, wandelt er es zu Nitrosaminen um, die krebserregend sind. Da hohe Temperaturen die Bildung von Nitrosaminen noch zusätzlich begünstigen, sollten Sie gepökelte Wurst- und Fleischwaren weder erhitzen noch braten. Gepökelte, aber auch geräucherte Wurstwaren sind darüber hinaus histaminhaltig – also mit Vorsicht zu genießen von Menschen mit Histaminintoleranz, Nahrungsmittelintoleranzen und empfindlichem Darm.

Wenn einen die Fleischeslust packt, sollte man auf unverarbeitetes Fleisch zurückgreifen – ein- bis zweimal die Woche ist das auch in der basenreichen Ernährung kein Problem. Wichtig für alle Fleischliebhaber: wenig Salz verwenden, dafür viele mineralstoffreiche Kräuter und viel Gemüse dazu. Das begrenzt den Säureschaden etwas.

4. Leber und Nieren

Eigentlich ist der Trend, das ganze Tier zu verwerten und nicht nur Schnitzel und Steak zu bevorzugen, eine durchaus sinnvolle Sache. Das bedeutet aber konsequenterweise, auch die Innereien, also Leber, Nieren, Magen, Zunge, Bries, Kutteln, Herz, ja sogar die Hoden, zu verzehren.

Hier ist es auf jeden Fall empfehlenswert, sich die Aufgabe der Organe anzuschauen. Bei kritischem Blick kommen sofort Leber und Nieren auf den Index: Diese Organe gehören zu den Reinigungsorganen. Die Leber ist eine der Drehscheiben des Stoffwechsels, auch wenn es um den Abbau tierischer Eiweiße geht, die Niere muss die Endprodukte des Eiweißstoffwechsels dann ausscheiden.

Aber auch Umweltschadstoffe werden in der Leber gespeichert und teils ab- und umgebaut. Der Schwermetallgehalt in Wildtieren ist erhöht, in Zuchttieren sind vor allem Medikamentenrückstände zu finden. Beides Zusatzarbeit für die Leber. Dazu kommt, dass der Gehalt an Purin (daraus entsteht Harnsäure), Arachidonsäure (fördert Entzündungen) und Cholesterin in Innereien höher ist. Innereien sind zudem nicht so lange haltbar, was noch die Gefahr einer Lebensmittelvergiftung erhöht.

Wer allerdings auf Innereien nicht verzichten möchte, sollte sie einfach so selten wie möglich essen und dann auf hundertprozentig frische Innereien und unbedingt mit Bio-Zertifikat zurückgreifen.

5. Alkoholische Getränke und Zubereitungen

Dass Alkohol ein Säurebildner ist, liegt auf der Hand. Alkohol wird in der Leber zu Acetaldehyd abgebaut – eine Säure – und belastet damit den Stoffwechsel und schädigt bei hohen Mengen die Leberzellen. Er wird auch mitverantwortlich gemacht für die Entstehung von Darmkrebs. Zudem hemmt er die Harnsäureausscheidung und sorgt somit für erhöhte Harnsäurewerte. Gegen ein Gläschen in entspannter Runde spricht nichts. Auch hier kommt es wie immer auf die Menge an.

6. Hartkäse

Nicht alle Milchprodukte und Käse sind gleich ungesund. Professor Thomas Remer an der Uni Dortmund hat schon Ende der 90er-Jahre in seinem Artikel »Harter Käse, weicher Knochen« Hartkäse als Knochenvernichter Nummer 1 bezeichnet, weil er die größte Säurelast auf die Nieren ausübt. Denn um die vielen Säuren aus der Nahrung abzufangen, dient unter anderem Kalziumphosphat aus den Knochen als Puffer. Dazu kommt, dass Hartkäse viel Histamin enthält. Für einen Menschen mit Nahrungsmittelunverträglichkeiten und empfindlichem Darm ist Hartkäse auch aus diesem Grund mit Vorsicht zu genießen. Trotzdem darf auch Käse in der basenreichen Ernährung sein. Ein frischer Büffelmozzarella, Frischkäse oder Brie sind weniger belastend als Hartkäse. Und wenn es dann mal samstags mit Freunden eine Pasta mit

Parmesan sein soll, dann lässt sich das immer auch mit einem basischen Salat mittags ein wenig abmildern.

7. Weißmehlprodukte aus Weizen

Brötchen, Croissants, Laugenbrezeln, süße Teilchen, Kuchen, Kekse, Baguette, Nudeln und Pizza werden überwiegend aus Weißmehl hergestellt. Weißmehl – früher auch Auszugsmehl genannt – ist mineralien- und vitaminarm. Die wertvolle Hülle mit den Mineralstoffen und Spurenelementen, die unsere verschiedenen Getreidearten so wertvoll machen, sind in Weißmehlprodukten dem Wunsch nach fein vermahlenen Zutaten für Brot, Kuchen und Gebäck zum Opfer gefallen. Auch der für Pasta verwendete Hartweizengrieß ist hier angesiedelt – quasi ein Weißgrießprodukt. Nahezu alle Backwaren bestehen aus Weißmehl. Abwechslung – mal ein Vollkornbrot aus Dinkel und mit Hirse- oder Haferanteilen – findet man in Bioläden. Da sich Weizen aufgrund seines hohen Kleberanteils (Gluten) bestens zum Backen eignet, ist die Nachfrage groß und das Saatgut wird zum Schutz vor Schädlingen seit Jahrzehnten immer weitergezüchtet. Dabei hat sich im Laufe der Jahre der Glutengehalt verändert, was bei immer mehr Menschen eine Unverträglichkeit auslöst.
Im Alltag, vor allem unterwegs, kommt man um Weißmehlprodukte kaum herum. Daher habe ich mir angewöhnt, immer nur Brot und Nudeln aus anderen Getreidesorten einzukaufen. So habe ich zumindest zu Hause eine weizenfreie Zone.

8. Meeresfrüchte

Meeresfrüchte sind wie Meeresfische stark schadstoffbelastet – vor allem durch Schwermetalle, aber auch durch Mikroplastik. Darüber hinaus hat die Beliebtheit der Meeresfrüchte zu einem so starken Abfischen geführt, dass die natürlichen Bestände im Mittelmeer sehr zurückgegangen sind. Gesundheitlich gesehen zählen sie zu den Cholesterinbomben, weshalb Kardiologen vor den Folgen für Herz und Kreislauf bei zu

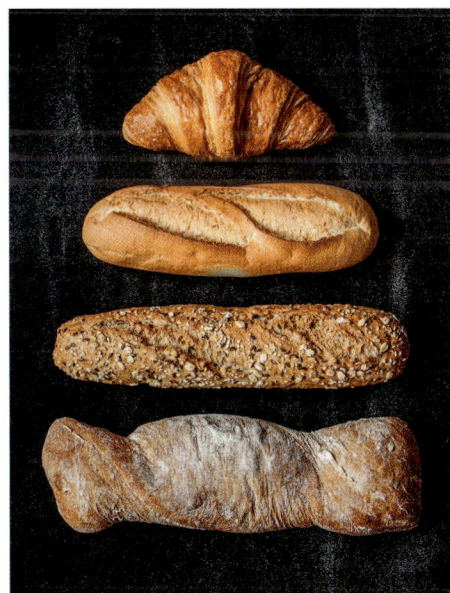

Wenn schon Croissants und Brötchen aus Weißmehl, dann lieber aus anderen Getreidesorten als Weizen.

hohem Verzehr warnen. Gerade Muscheln und Austern sind immer unbedingt frisch zu verzehren, wegen der Gefahr einer Lebensmittelvergiftung.

Wer's trotzdem nicht lassen möchte, sollte darauf achten, frische Ware zu bekommen.

Was gar nicht geht: irgendwo in einem Restaurant, das man nicht kennt, Spaghetti mit Miesmuscheln bestellen. Da ist ein Restaurant, dem man vertraut, die bessere Wahl. Ein frischer Fisch mit den wertvollen Omega-3-Fettsäuren wirkt ebenfalls säurebildend, hat aber im Gegensatz zu Meeresfrüchten auch Gesundes zu bieten.

9. Stark angebratene und frittierte Säurebildner

Fleischliebhaber mögen es in der Regel deftig – und da ist Grillen, Braten und Frittieren an der Tagesordnung. Dummerweise sind die Stoffe, die dabei entstehen und die die Krusten von Filets und Hühnchen so knusprig und lecker machen, alles andere als gesund.

Durch das starke Erhitzen entstehen gesundheitsschädigende Transfette sowie Acrylamid, dessen Stoffwechselendprodukt vermutlich krebserregend ist.

Und dann sind da noch die AGEs (Advanced Glycation End Products), die beim Braten, Grillen und Frittieren das Fleisch »verzuckern« und das Gleiche dann mit unseren körpereigenen Proteinstrukturen machen. Sie wirken als Entzündungserreger und sollen an der Entstehung zahlreicher Zivilisationserkrankungen, darunter auch Krebs, beteiligt sein. Man bezeichnet sie sogar als eine neue Klasse von Toxinen.

Auch hier gilt: Die Menge macht das Gift. Schonendes Garen von Fleisch, etwa Sous-vide, ist hier eine gute Alternative.

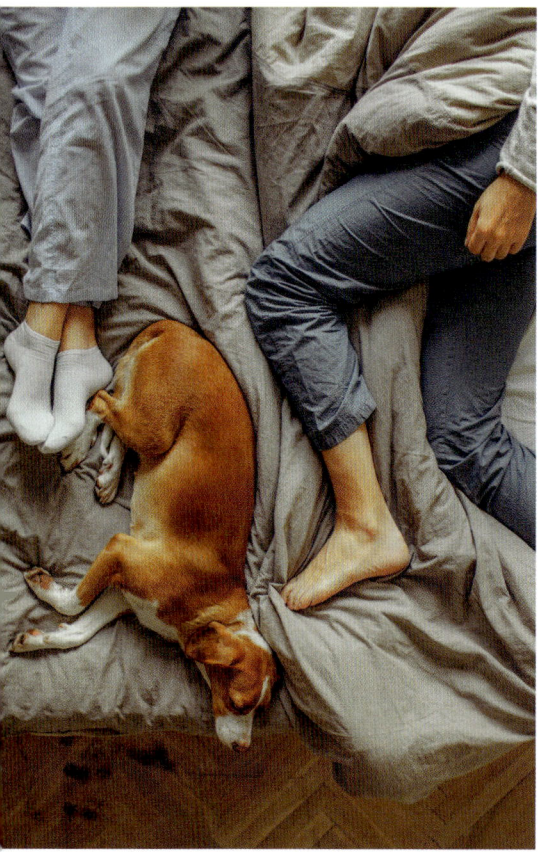

Schon gewusst? Auch ausreichend Ruhe- und Entspannungsphasen tragen zu einem ausgeglichenen Säure-Basen-Haushalt bei.

10. Stark industriell verarbeitete Lebensmittel

Diese enthalten meist ein Potpourri an Lebensmittelzusätzen, auch Füllstoffe, zum einen, um sie haltbarer zu machen, und zum anderen, um ihnen mehr Geschmack zu verleihen. Vitamine bleiben bei der Konservierung weitestgehend auf der Strecke. Nuss-Nougat-Creme, Ketchup, Fertigsoßen ... die Liste ist endlos.

Also wenn schon Säurebildner, dann bitte frisch zubereitet – so sind sie das kleinere Übel.

NUR KEINE SÄUREPANIK

Jetzt aber vor allem: keine Panik! Man muss nicht gleich alle Nahrungsmittel aus dieser Liste verdammen, um sich gesund zu ernähren. Wer sich wenigstens mengenmäßig einschränkt, wenn es um die schlechten Säurebildner geht, der ist schon auf einem guten Weg. Ein geringer Anteil von schlechten Säurebildnern ist nicht tragisch, solange sie nicht zu oft auf Ihrem Speiseplan stehen. Schließlich kommt es bei der Frage, ob etwas ungesund ist, immer darauf an, wie viel man von etwas isst und wie häufig. Nur sollte man da ehrlich mit sich sein.

Und neben der Ernährung spielt dann auch die Lebensweise insgesamt eine nicht unbedeutende Rolle: Wie häufig bewegen Sie sich, wie viele Ruhe- und Schlafphasen gibt es, wie viele soziale Kontakte haben Sie und wie oft beschäftigen Sie sich mit Dingen, die Sie einfach glücklich machen? Dies alles in Balance zu halten, ist nicht immer leicht, aber wann immer es gelingt, fühlt es sich einfach nur gut an.

KEIMLINGE – AUCH IDEAL NACH DEM BASENFASTEN

Wie wir gesehen haben, kommen im Gegensatz zum Basenfasten in der basischen Ernährung auch Lebensmittel vor, die eine Säurelast für die Nieren und für den Organismus mit sich bringen.

Die Faustregel lautet, dass man in einer basischen Ernährung vier- bis fünfmal so viel Obst, Gemüse, Kartoffeln und andere Basenbildner zu sich nehmen sollte wie Fleisch, Fisch, Hülsenfrüchte, Getreide und Milchprodukte. Vollkorngetreide, aber auch Hülsenfrüchte sind für eine vollwertige Ernährung wichtig. Vor allem dann, wenn man sich vegetarisch oder vegan ernährt, denn sie liefern Proteine, die alle essenziellen Aminosäuren enthalten.

Gekeimtes Getreide und gekeimte Hülsenfrüchte bringen hier mehr Basen, aber auch mehr Mineralstoffe hinein und sind darüber hinaus leichter verdaulich als in ungekeimter Form.

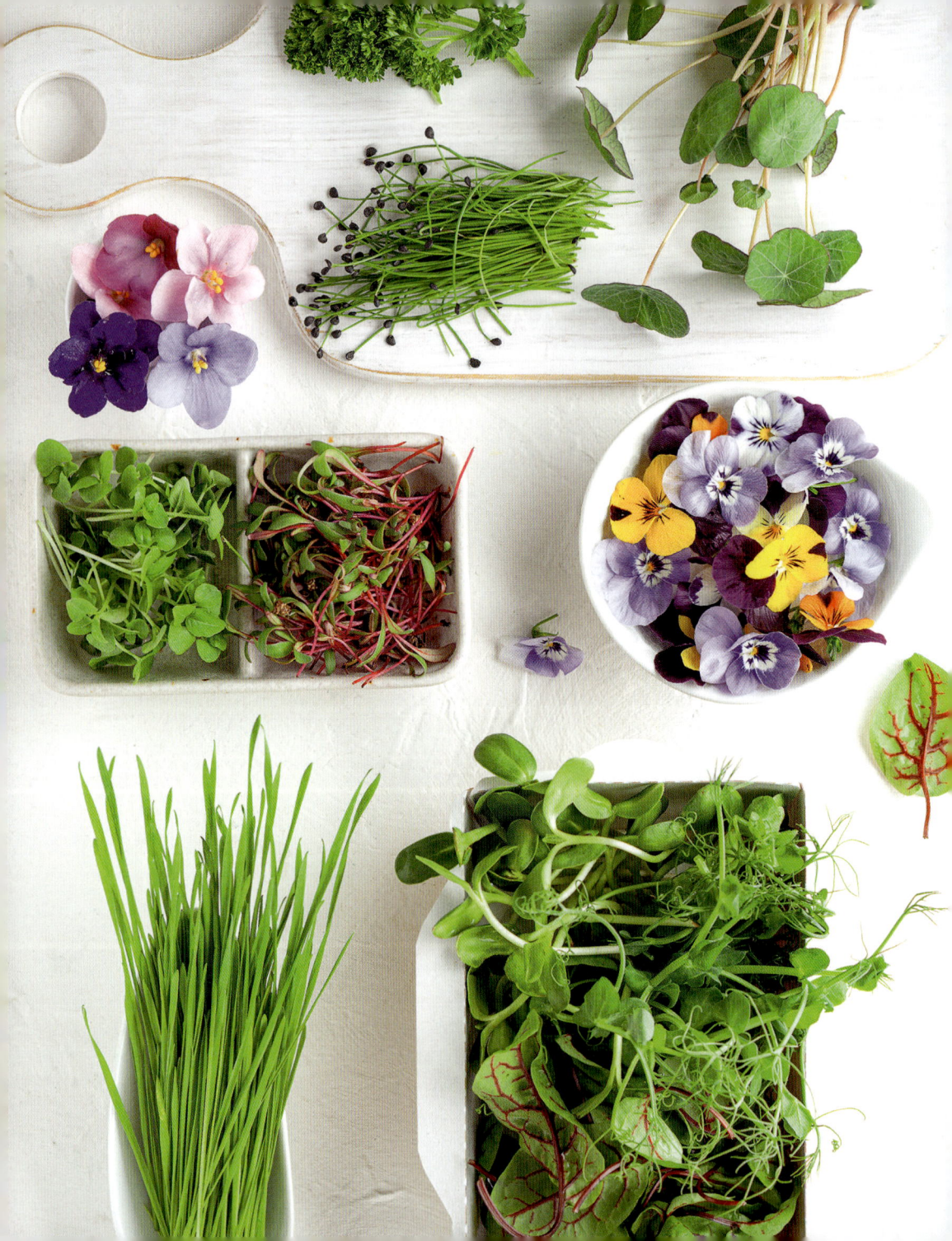

DIE WELT DER KEIMLINGE

Was Sie schon immer über die Minipflänzchen mit dem Riesengehalt an Nährstoffen wissen wollten und was es für feine Unterschiede gibt, das erfahren Sie hier.

KEIMLINGE, SPROSSEN, MICROGREENS
36

NÄHRSTOFFWUNDER MIT GESUNDHEITSPOWER
40

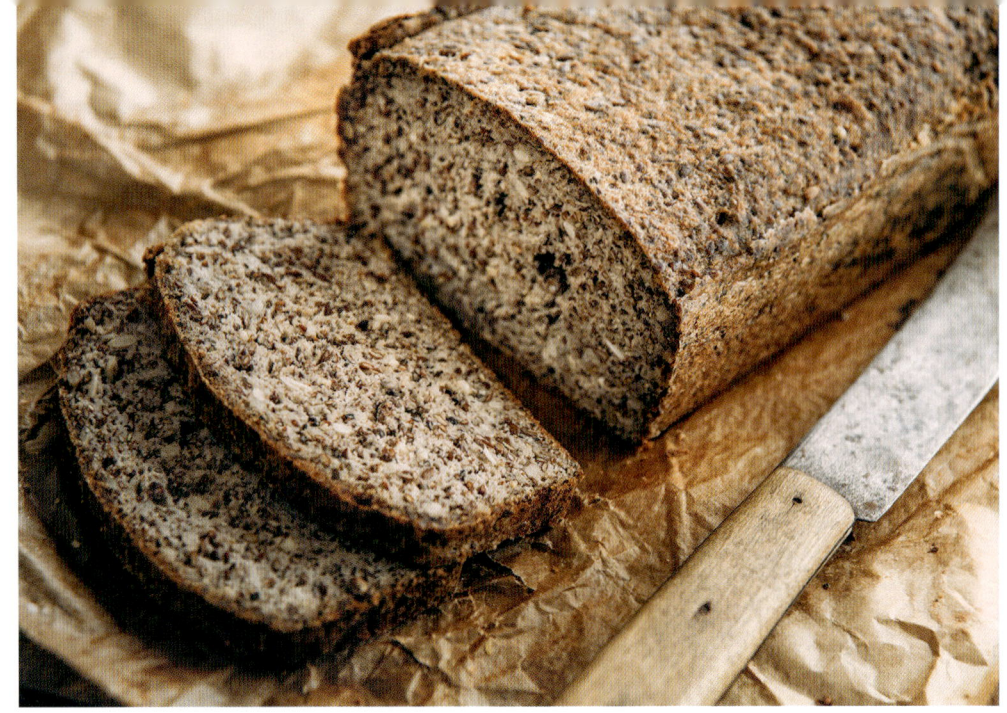

KEIMLINGE, SPROSSEN, MICROGREENS

Die Verwendung gekeimter Saaten ist uralt. Schon das vorchristliche Volk der Essener soll das Getreide angekeimt haben. Heute gibt es das nach ihnen benannte Essener Brot von verschiedenen Herstellern. Da gekeimtes Getreide nicht so gut backfähig ist, mischen manche Hersteller einen bestimmten Anteil an ungekeimtem Getreide dazu. Auch die Backtemperaturen schwanken je nach Hersteller – üblich sind 160 bis 180 °C, also deutlich weniger als bei herkömmlichem Brot. Auch die Bierbrauer bedienen sich des Keimens. »Mälzen« ist das Keimen von Getreiden, um daraus gemälzte Produkte, im Fall der Bierbrauer also Bier, herzustellen. In der Regel wird Gerstenmalz verwendet, es gibt aber auch Bier aus anderen Getreidesorten wie Hafer, Dinkel und Emmer. Angesichts unzähliger Biersorten auf dem Markt kommt es beim Mälzen darauf an, optimale Bedingungen für das richtige Keimen zu schaffen, damit ein wirklich gutes Bier entsteht. Die Details, die dabei beachtet und berechnet werden müssen, sind so speziell, dass es sogar einen eigenen Studiengang für das Mälzen gibt.

DER KLEINE UNTERSCHIED

Keimlinge, Sprossen, Microgreens: Das sind die drei Namen für die nährstoffreichsten Lebensmittel aus der Natur. Ganzjährig, aber besonders in der kalten Jahreszeit, wenn sich das Angebot an Gemüse auf lagerfähiges Gemüse beschränkt, bringen sie Frische und Abwechslung auf unseren Teller und versorgen uns mit wichtigen Nährstoffen. Und sie werden basisch verstoffwechselt, weshalb sie beim Basenfasten nicht fehlen dürfen.
Doch was ist eigentlich der Unterschied zwischen den drei Powerpaketen? Die Definitionen sind nicht immer einheitlich, und wenn man bedenkt, dass im Englischen Keimlinge als Sprouts, also Sprossen, bezeichnet werden, dann ist die Verwirrung perfekt. Im Folgenden habe ich die deutschen Definitionen zugrunde gelegt.

Keimling – aktivierter Samen mit Verdauungspower

Als Keimling bezeichnet man die erste sichtbare Veränderung, die sich kurz nach Beginn der Keimung am Samen bemerkbar macht, bevor sich die ersten grünen Keimblätter entwickeln.

Beim Keimling wird stets der Samen und sein keimender Austrieb verwendet.

Beispiele dafür sind alle gekeimten Getreidearten, gekeimte Hülsenfrüchte und gekeimte Saaten wie Sonnenblumenkerne. Die Bezeichnung Keimling gilt dabei sowohl für den frischen als auch für den getrockneten Zustand. Es geht hier also um die noch sehr junge Pflanze, die frisch aus dem Samen schlüpft.
Nicht zu verwechseln ist das mit Weizenkeimen, die es schon seit Langem zu kaufen

WAS LÄSST SICH ALLES KEIMEN?

Entscheidend für die Keimvorgänge sind neben der Qualität des Saatguts Temperatur, Licht und Keimdauer, aber auch die Umgebungsbedingungen. Jedes Korn und jeder Samen mit vollständiger Schale von essbaren Lebensmitteln ist grundsätzlich keimfähig, und das oft viele Jahre, ja sogar Jahrhunderte lang.

gibt. Sie bestehen nur aus der noch ruhenden Keimanlage des Weizens, sind also noch nicht durch den Keimprozess aktiviert. Doch erst gekeimt erwacht der Samen zum Leben – das Schlüsselenzym Alpha-Amylase entsteht und beginnt mit dem Umbau von Kohlenhydraten im Samen – die ersten »Verdauungsschritte« beginnen also schon im Keimling und entlasten damit unser Verdauungssystem. Gerade Vollkorngetreide und Hülsenfrüchte, die sonst wegen ihrer Schwerverdaulichkeit so gefürchtet sind, aber so viele wertvolle Nährstoffe enthalten, sollte man am besten immer in gekeimter Form verzehren. Auf diese Weise werden die »Ballaststoffe« nicht zum Ballast und Hülsenfrüchte liefern uns so ohne Blähungen ihre volle Eiweißpower. Und: Die in Hülsenfrüchten für die Gelenke problematischen Purine werden beim Spülen während des Keimprozesses einfach weggeschwemmt. Besser geht es nicht.

Wer Basenfasten schon kennt, wundert sich vielleicht, warum denn gekeimte Getreide und gekeimte Hülsenfrüchte beim Basenfasten überhaupt erlaubt sind. Das liegt eben daran, dass in gekeimter Form sowohl Getreide als auch Hülsenfrüchte basisch verstoffwechselt werden.

Sprossen – besser den ganzen Keimling essen

Als Sprossen (eigentlich ist der Sämling gemeint) bezeichnet man nur die jungen Austriebe der Pflanze, bevor die ersten grünen Keimblätter entstehen. Beispiele dafür sind Alfalfasprossen, Bambussprossen, Erbsenspargel. Da bei den meisten gekeimten Saaten sowohl der Samen als auch die Würzelchen mitverwendet werden, gehen die beiden Begriffe meist ineinander über.

Vom Nährstoffgehalt her ist es sinnvoller, den Samen mitzuessen, denn dann hat man die für die Keimung bereitgestellten Enzyme und die Mineralstoffe aus dem Samen gleich mit an Bord.

Microgreens – voll mit Vitaminen und sekundären Pflanzenstoffen

Microgreens oder Grünkraut sind die grünen Keimblätter, die sich nach wenigen Keimtagen aus dem Keimling entwickeln. Allerdings wird hier nur der gekeimte Anteil mit den Keimblättern verzehrt – die feinen Würzelchen wie auch der Samen werden nicht verwendet. Beispiele: Kresse, Brokkoli, Rucola, Radieschen und Senf in gekeimter Form. Diese Keimblätter schmecken deutlich intensiver als die spätere Pflanze. Am deutlichsten ist das bei den Radieschen: Gekeimter Radieschensamen schmeckt richtig scharf und intensiv nach Radieschen. Dagegen wirkt die rote runde Kugel, die wir üblicherweise im Salat verzehren, mild und fast langweilig. Was diese gekeimten Miniradieschen, aber auch Rettich und Kresse so scharf macht, sind die Senföle, auch Glucosinolate genannt, die zu den sekundären Pflanzenstoffen (SPS) gehö-

KEIMLINGE, SPROSSEN, MICROGREENS

ren. Sie liefern der Pflanze zwar keine der üblichen Nährstoffe, wirken aber antioxidativ (= gegen freie Radikale), entzündungshemmend, antibakteriell und antiviral. Zudem schützen sie das Herz-Kreislauf-System und in zahlreichen Studien wurde auch ein antidiabetischer Effekt nachgewiesen. Viel Wirbel haben die Senföle in den vergangenen Jahren aber vor allem wegen ihrer hemmenden Wirkung auf bestimmte Krebsarten wie Brustkrebs und Prostatakrebs gemacht. In diesem Zusammenhang hat man vor allem Brokkoli untersucht und festgestellt, dass der Senfölgehalt in gekeimtem Brokkoli deutlich höher ist als in ungekeimtem.

Senföle reagieren empfindlich auf Licht und Wärme. Es bietet sich daher an, Kresse, Radieschen, Rucola, Senf und Brokkoli in gekeimter Form roh über den Salat oder beispielsweise über den Aufstrich auf ein Brot zu geben. So bleibt auch gleich Vitamin C erhalten, das in diesen Microgreens besonders hoch ist. Auch Weizengras gehört zu den

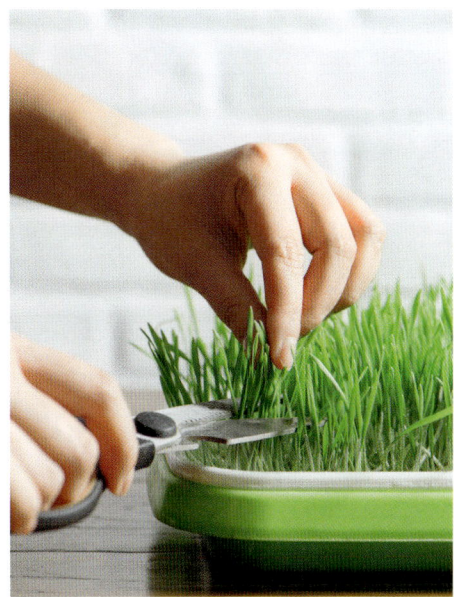

Weizengras können Sie wie Schnittlauch weiterverwenden und über den Salat streuen.

Microgreens. Sein Saft wurde in einer Analyse von 2017 als »grünes Blut« bezeichnet, das helfen kann, Krebs zu bekämpfen.

> **UNTERSCHIEDLICHE INHALTE**
>
> Der Unterschied von Keimlingen, Sprossen und Microgreens besteht in der Nährstoffzusammensetzung, denn es handelt sich dabei um verschiedene Wachstumsphasen der Pflanze beziehungsweise es werden unterschiedliche Teile verwendet. Vereinfacht kann man sagen:
> - Keimlinge und Sprossen sind vor allem reich an Mineralstoffen und verdauungsfördernden Enzymen, an Ballaststoffen, aber auch an Vitaminen.
> - Microgreens enthalten je nach Pflanze Vitamine, Mineralstoffe und bioaktive Pflanzenstoffe mit ihren gesundheitlichen Benefits.
>
> Dies lässt sich am besten verstehen, wenn man den Prozess des Keimens näher betrachtet. Das machen wir auf den folgenden Seiten.

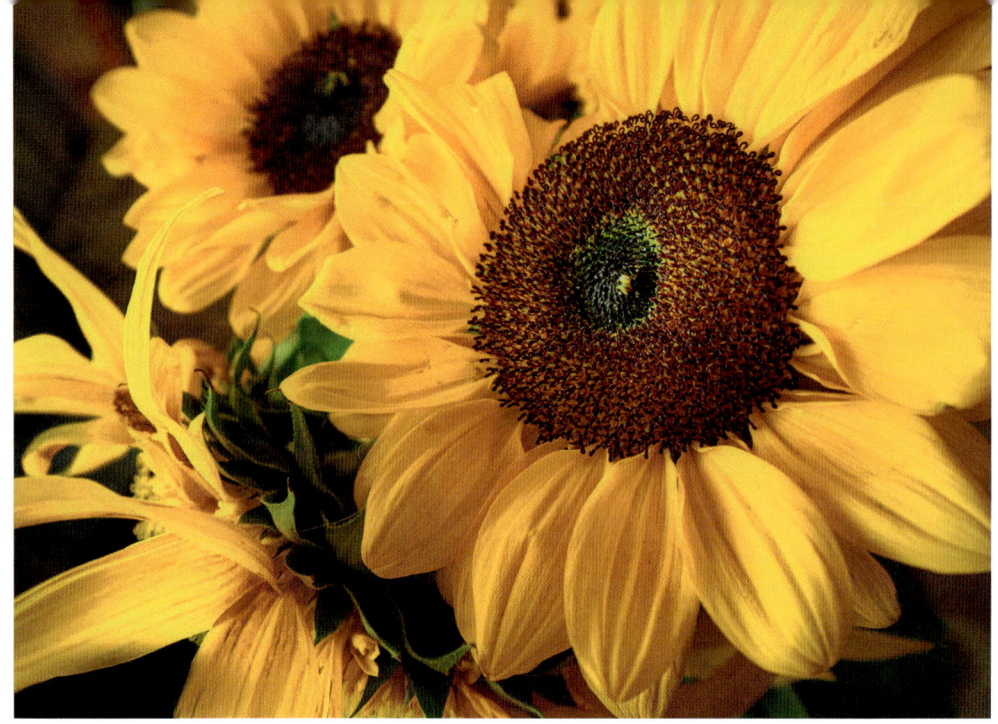

NÄHRSTOFFWUNDER MIT GESUNDHEITSPOWER

Schauen wir uns den Keimprozess also einmal genauer an, um zu verstehen, was da genau abläuft.

Sonnenblumenkerne eignen sich besonders dafür, weil fast jeder schon einmal beobachtet hat, wie aus den Sonnenblumenkernen des Vogelfutters im Winter dann Keimlinge bis hin zur ausgewachsenen Sonnenblume entstanden sind.

Im Samen steckt die gesamte genetische Information für die Sonnenblume. Wasser und Licht setzen den Keimprozess in Gang. Sie werfen eine komplexe und faszinierende Maschinerie an: Stoffe werden nach dem Plan der Natur auf-, um- und abgebaut, damit am Ende eine Sonnenblume entsteht, die dann wieder Samen bildet. Und so schließt sich der Kreis.

Essbar sind die Samen, die Keimlinge und im Prinzip auch die Blütenblätter der Sonnenblume.

Wer nun denkt, es ist doch egal, ob ich Sonnenblumenkerne oder Sonnenblumenkernkeimlinge esse, der täuscht sich. Der Sonnenblumenkern ist wie alle Samen zunächst einmal nur die ruhende Form einer Pflanze, also inaktiv. Enzyme, Mineralstoffe und Vitamine, aber auch sekundäre Pflanzenstoffe müssen erst noch aufgebaut und aktiviert werden, damit der Wachstumsprozess richtig verläuft.

DER UNTERSCHIED VON KERN UND KEIMLING

Normalerweise essen wir Sonnenblumenkerne auf dem Brot oder über den Salat gestreut. Mit den Zähnen können wir das noch harte Äußere der Kerne leicht knacken. Da jedoch die wenigsten von uns wirklich gut kauen, erwischen wir bei sagen wir zwanzig über den Salat gestreuten Sonnenblumenkernen vielleicht gerade mal ein Viertel davon zwischen den Zähnen. Das harte Äußere der übrigen Kerne müssen nun unsere Enzyme im oberen Dünndarm auflösen. Das dauert und belastet unser Verdauungssystem, denn die Enzyme haben keine Zähne, sie sind in den Verdauungssäften gelöst und nicht dazu da, das Essen mechanisch zu zerkleinern.

Essen wir die Sonnenblumenkerne aber in gekeimter Form, dann haben wir wesentlich mehr davon, denn die Kerne sind bereits enzymatisch aktiviert und unser Körper kommt so leichter an die vielen Nährstoffe ran. Beim Keimen werden die im Korn enthaltenen Proteine in leicht verwertbare Eiweißbausteine (Aminosäuren) umgebaut. Die Mineralstoffe werden so verändert, dass sie vom Körper besser aufgenommen werden. Beim Keimprozess entstehen zusätzlich Mineralstoffe. In diesem frühen Stadium, also wenn die ersten Sprossen aus dem Samen wachsen, stellt der Keimling eine geballte Vitalstoffladung dar. Wenn später die Pflanze wächst und sich ausdifferenziert in Stil, Blätter und Blüten, dann konzentrieren sich jeweils bestimmte Nährstoffe in den Pflanzenteilen – so bekommen Blüten und Früchte ihre Farben und ihren Geschmack und ihre speziellen Wirkungen wie beispielsweise Fenchelfrüchte gegen Blähungen oder Lavendelblüten zur Beruhigung. Im Keimling aber ist die ganze Kraft der Pflanze drin – eben vor allem die für die Verdauung so wichtigen Enzyme.

Overnight Oats und Frischkornbrei halten da nicht mit

Die Frage ist durchaus berechtigt, ob Overnight Oats oder der berühmte Frischkornbrei mit dem Keimprozess vergleichbar sind. Sie sind es nicht. Bei Overnight Oats werden Haferflocken über Nacht eingeweicht. Da sie davor geflockt wurden, ist die Keimanlage zerstört und es kann somit durch das Einweichen kein Keimprozess ausgelöst werden.

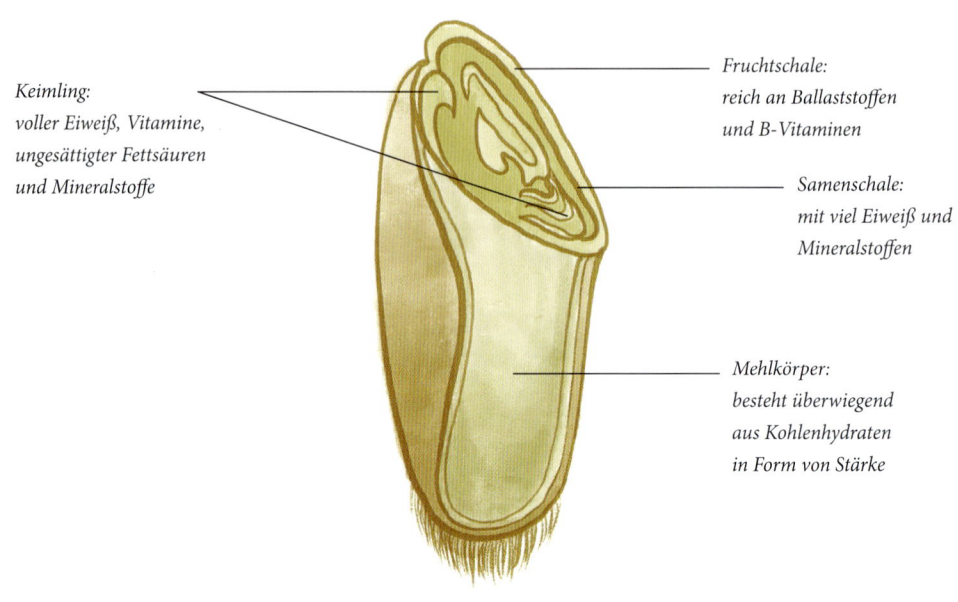

Keimling:
voller Eiweiß, Vitamine,
ungesättigter Fettsäuren
und Mineralstoffe

Fruchtschale:
reich an Ballaststoffen
und B-Vitaminen

Samenschale:
mit viel Eiweiß und
Mineralstoffen

Mehlkörper:
besteht überwiegend
aus Kohlenhydraten
in Form von Stärke

DER SAMEN: DIE PFLANZE IM STAND-BY-MODUS

Jeder kennt das: Steckt man einen Samen in die feuchte Erde, entsteht daraus je nach Samengröße und Beschaffenheit der Schale nach kurzer Zeit ein kleiner Keimling. Die Pflanze ist zum Leben erwacht.

Davor gab es nur den Samen, in dem die gesamte genetische Information der fertigen Pflanze gespeichert ist. Der Samen ist sozusagen die Pflanze im Ruhezustand, also im Stand-by-Modus.

Um den Samen herum ist eine mehr oder weniger dicke Schale. Das hat die Natur so eingerichtet, damit das Erbgut der Pflanze geschützt ist. Und das funktioniert prima, denn es gibt Samen, die haben Jahrhunderte überstanden und sind keimfähig geblieben.

Wird diese Schale nun aufgeweicht, indem man den Samen in die feuchte Erde steckt oder in Wasser einweicht, dann kommt Leben in den Samen: Eine kleine Chemiefabrik beginnt ihr Werk mit umfangreichen Ab- und Umbauarbeiten bis hin zur fertigen Pflanze.

Der Samen enthält je nach Pflanzenart unterschiedliche Fettsäuren, Aminosäuren, verschiedene Zucker und Ballaststoffe sowie sekundäre Pflanzenstoffe und Vitamine.

Zudem wäre die Zeit viel zu kurz. Bei Frischkornbrei wird das Getreide geschrotet und über Nacht eingeweicht. Auch hier ist keine funktionsfähige Keimanlage mehr vorhanden. Nur wenn beim Keimprozess im unverletzten Saatgut die Enzymmaschinerie ins Leben gerufen wird, kommen die gesundheitlichen Benefits zum Tragen.

WAS STECKT DRIN IN DEN KEIMLINGEN?

Laut Deutscher Gesellschaft für Ernährung (DGE) erhöht sich bereits in den ersten Tagen des Keimens der Gehalt an bestimmten Vitaminen, essenziellen Aminosäuren und Fettsäuren.

Doch das ist längst nicht alles. Genauer untersucht haben das die Doktoren Manfred Otto und Wolfgang Wiesner in Zusammenarbeit mit der Bundesanstalt für Züchtungsforschung an Kulturpflanzen. Sie haben einen eigenen Keimapparat entwickelt, um den Keimvorgang genau zu kontrollieren, und sich dabei auf Getreide spezialisiert. Ihre Untersuchungen, aber auch die vieler anderer Forscher haben klar gezeigt, dass es durch den Keimprozess zu einer deutlichen Erhöhung vieler Nährstoffe kommt – immer in Abhängigkeit vom Saatgut, den Keimbedingungen und der Keimdauer. Dabei ist eine sehr lange Keimdauer nicht immer gleichbedeutend mit mehr Gehalt an diesen Substanzen. Deutlich wurde, dass sich beim Keimen die Synthese vieler Vitamine erhöht, allen voran diejenige von Vitamin C.

Auch zeigen die Arbeiten, dass Phytinsäure, Tannine und Enzymhemmer (Phytohormone) abgebaut werden und die Bioverfügbarkeit des gekeimten Lebensmittels damit erhöhen. Forschungen der letzten 15 Jahre haben sich unter anderem auf die Veränderungen im Gehalt an sekundären Pflanzenstoffen fokussiert und mir ist keine Arbeit untergekommen, in der nicht eine Erhöhung dieser Stoffe durch das Keimen bestätigt wurde. Damit steigen bei Keimlingen vor allem ihre antioxidativen und entzündungshemmenden Eigenschaften.

Enzyme

Ganz entscheidend für die Benefits des Keimens ist die Produktion von Enzymen beim Keimprozess. Schon in den ersten Stunden der Keimung regt das Phytohormon Gibberellinsäure die Enzymproduktion an. Schlüsselenzyme für die Keimung sind dabei die kohlenhydratabbauenden Amylasen, die Alpha- und Beta-Amylasen sowie die Limit-Dextrinase.

Die Enzymaktivität beginnt mit den Alpha-Amylasen und der Limit-Dextrinase, deren Aktivität in den ersten Tagen am meisten steigt. Sie werden durch die Getreidestärke in einfache Zucker abgebaut und nehmen damit dem Verdauungsapparat schon mal einen Teil der Arbeit ab. Doch auch das Eiweiß wird durch die Proteasen – die eiweißabbauenden Enzyme – umgebaut.

Kohlenhydrate

Da es beim Keimen schnell zu einer Enzymaktivität vor allem der kohlenhydratabbauenden Amylasen kommt, werden die Stärkeanteile in den Samen zu Zucker abgebaut: Glukose, Fruktose und Maltose. Dies bewirkt eine bessere Verdaulichkeit. Bei der Keimung von Roggen hat man herausgefunden, dass die toxischen Schleimstoffe, die zu den Polysacchariden gehören, abgebaut werden. Bei den meisten Ballaststoffen führt das Keimen erst ab 144 Stunden zu einem leichten Abbau – je nach Art des Ballaststoffes. Somit bleibt die blutzuckerstabilisierende Wirkung bei Vollkorngetreide erhalten.

Fette

Während der Keimung kommt es zu einem Anstieg des Fettgehaltes. Man geht davon aus, dass die durch den Stärkeabbau entstehenden Einfachzucker für die Fettsynthese verwendet werden. Im menschlichen Organismus wäre das ein Nachteil, denn wer will schon Fett aufbauen. Im pflanzlichen Organismus ist das wunderbar, denn dabei vermehren sich die in Pflanzensamen ohnehin schon vorhandenen wertvollen Fettsäuren. Im untersuchten Weizen fand man nach wenigen Tagen Keimung den Gehalt der dreifach ungesättigten Fettsäure Linolensäure um bis zu 112 Prozent erhöht. Bei den besonders

Chiasamen (oben) haben in den letzten Jahren als exotisches Superfood den hiesigen Markt im Sturm erobert. Wie bei Leinsamen (unten) braucht man wegen der Schleimstoffe etwas Erfahrung mit dem Keimen.

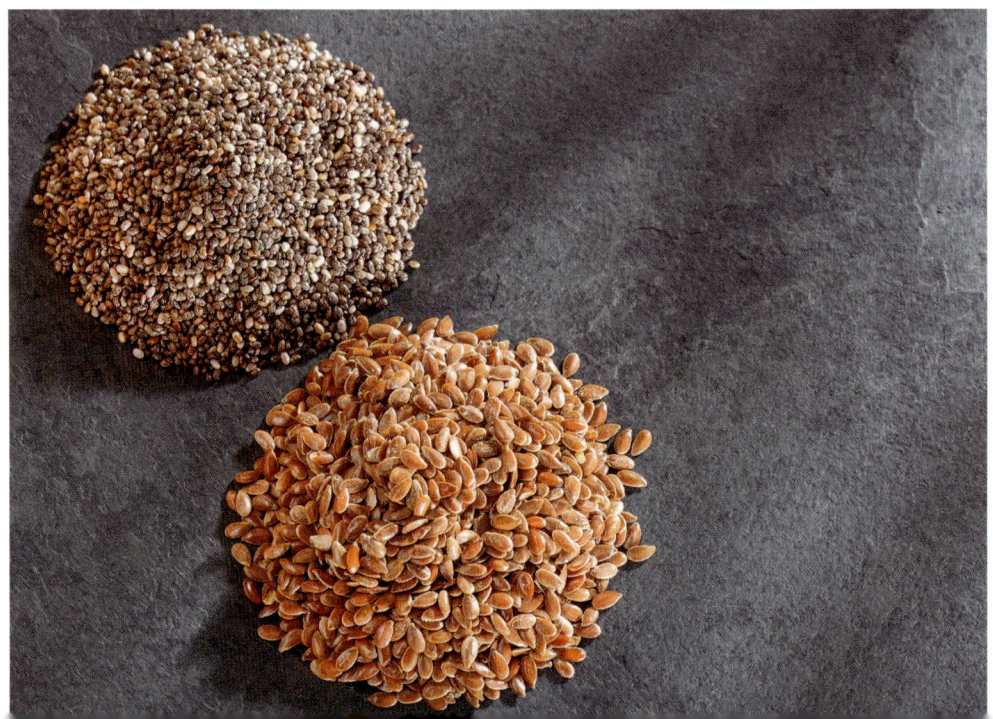

linolensäurehaltigen Samen wie Lein-, Hanf- und Chiasamen wurde dies bislang nicht untersucht. Es ist aufgrund der immer gleichen biochemischen Prozesse beim Keimen zu erwarten, dass auch dort der Gehalt an ungesättigten Fettsäuren ansteigt.

Aminosäuren

Im Keimprozess verändert sich auch die Proteinzusammensetzung. Dabei entstehen viele wertvolle Eiweißbausteine – allen voran die essenzielle Aminosäure Lysin, die für Muskelaufbau, Knochenwachstum, Wundheilung, Zellerneuerung und nicht zuletzt für das Immunsystem von großer Bedeutung ist.

Man hat dies bei einigen Getreidearten, aber auch bei Linsen erforscht. Bei Linsen kamen die Wissenschaftler in einer Studie aus dem Jahr 2015 zu dem Ergebnis, dass der Keimprozess positive Effekte auf die essenziellen Aminosäuren und auf den Proteinwirksamkeitskoeffizienten (PER) hat. Dies ist ein Parameter zur ernährungsphysiologischen Beurteilung der Proteinqualität.

Mineralstoffe und Spurenelemente

Basenfasten an sich ist schon sehr reich an Mineralstoffen, doch durch die Verwendung gekeimter Lebensmittel steigert sich der Mineralstoffinput noch mal. Einige Wissenschaftler, vor allem Chemiker, behaupten steif und fest, es könne beim Keimprozess nicht zu einer Erhöhung des Mineralstoffgehalts kommen. In zahlreichen wissenschaftlichen Arbeiten wird diese Meinung jedoch widerlegt. Wir haben bei unseren Produkten Untersuchungen in dafür spezialisierten Labors vornehmen lassen und erstaunliche Ergebnisse erzielt. Dazu haben wir jeweils von der gleichen Charge die ungekeimten Samen und die gekeimten analysieren lassen, denn der Mineralstoffgehalt schwankt je nach Sorte, Anbauweise, Anbaugebiet und Saison teilweise enorm. Besonders bei Kalium, Kalzium und Magnesium, aber auch bei den Spurenelementen wie Eisen und Zink konnten wir erhöhte Werte im gekeimten Samen entdecken. In den meisten Fällen lagen die Werte ungefähr 10 bis 16 Prozent höher, vereinzelt waren es sogar über 66 Prozent.

Da beim Keimen auch Phytinsäure abgebaut wird und dadurch die an sie gebundenen Mineralstoffe und Spurenelemente frei werden, vermuteten wir zunächst hier einen Zusammenhang, konnten ihn aber nicht bestätigen. Wir wissen jedoch, dass es zu Erhöhungen des Gehaltes an Mineralstoffen und Spurenelementen in gekeimten Saaten kommt und dass durch die veränderte Stoffwechsellage im Keimling ihre Bioverfügbarkeit verbessert ist. Das ist eine optimale Situation für den menschlichen Stoffwechsel.

Vitamine

Es ist oft zu lesen, dass der Vitamingehalt in gekeimten Lebensmitteln deutlich erhöht ist. Das stimmt nur bedingt, denn es gibt diesbezüglich widersprüchliche Forschungen. Man

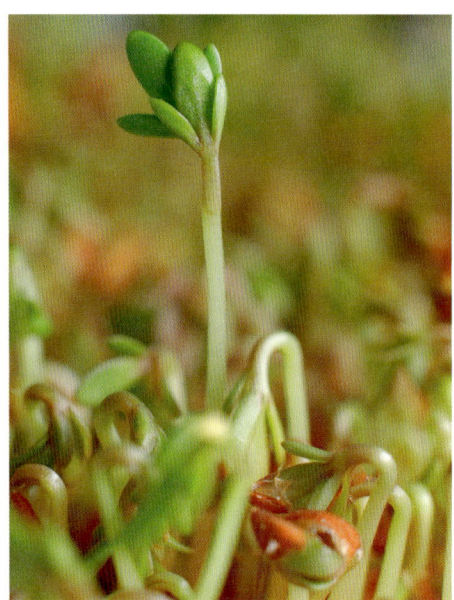

Man kann den Keimlingen förmlich beim Wachsen zuschauen.

geht davon aus, dass die Herkunft des Saatguts, die Keimdauer, der Einfluss von Licht und im Falle des Trocknens die Erhitzung während der Trocknung eine große Rolle spielen. Auch weisen längst nicht alle Vitamine eine Erhöhung durch die Keimung auf. Die Arbeiten der Bundesanstalt für Züchtungsforschung an Kulturpflanzen in Kooperation mit den beiden bereits erwähnten Doktoren Otto und Wiesner haben anhand von Weizen gezeigt, dass besonders der Vitamin-C-Gehalt schon in den allerersten Stunden der Keimung ansteigt und nach 48 Stunden um 30 mg gestiegen ist.

In den folgenden 48 Stunden steigt der Gehalt wesentlich langsamer. Im ungekeimten Korn war gar kein Vitamin C nachweisbar. Das bedeutet, dass beim Keimprozess das gesamte Vitamin C synthetisiert wurde. Auch bei gekeimten Saaten von Brokkoli und Kresse hat man stark erhöhte Vitamin-C-Werte gefunden. Einige Forscher gehen davon aus, dass diese in Zusammenhang mit Sonnenlicht, genauer mit UVB stehen. Aber auch bei gekeimten Getreiden steigt der Vitamin-C-Gehalt durch den Keimprozess erkennbar an. Die Vitamine A und D_3 konnten gar nicht nachgewiesen werden. Dagegen stieg während der Keimung auch der Gehalt an den B-Vitaminen 1, 2 und 6 sowie Vitamin K_1, das für die Blutgerinnung zuständig ist. Von den B-Vitaminen war es vor allem das Wachstumsvitamin B_2, dessen Gehalt sich nach wenigen Tagen Keimzeit um bis zu 262 Prozent erhöht hat. Beim nerven- und abwehrstärkenden Vitamin B_6 betrug die Erhöhung 100 Prozent und beim Gute-Laune-Vitamin B_1, auch als Thiamin bekannt, 24 Prozent.

Und wie sieht es mit der auch für die Bildung roter Blutkörperchen zuständigen Folsäure aus? Sie gehört ebenfalls zu den B-Vitaminen. Das Verhalten der Vitamine beim Keimprozess wurde in einer Arbeit von 2017 an Zuckermais bei Hell- und Dunkelkeimung erforscht. Sowohl Folsäure als auch Vitamin C wiesen nach der Keimung erhöhte Werte auf, Folsäure dabei unabhängig von der Lichteinwirkung, während Vitamin C und Vitamin E besser bei der Lichtkeimung entstehen. Auch Senföle (**Seite 63**) entwickeln sich stärker unter Lichteinfluss.

Ballaststoffe

Basenfasten, aber auch die basische Ernährung danach ist ballaststoffreich – Basenfasten ist eine rein pflanzliche Kost, basenreiche Ernährung ist überwiegend pflanzlich. Bei den Ballaststoffen handelt es sich um eine sehr komplexe Stoffgruppe mit unterschiedlichen Eigenschaften. Die meisten von ihnen sind nicht verdaubar, da unsere Enzyme sie nicht spalten können. Ihre Fähigkeit, Wasser und andere Stoffe an sich zu binden, macht ihre positiven Wirkungen auf die Gesundheit, nicht nur auf die Darmgesundheit, aus. Durch ihre Fähigkeit, Wasser zu binden, erhöhen sie die Menge des Stuhls und machen ihn weicher. Sie mischen sich aber auch gründlich in den Leberstoffwechsel ein und hemmen die Cholesterinsynthese. Die Ballaststoffe aus Hafer und Bohnen binden zudem freie Gallensäuren, sodass sie mit dem Stuhl ausgeschieden werden können. Sie senken auch den pH-Wert im Dickdarm, was das gesunde Bakterienmilieu im Darm unterstützt. Einige von ihnen sind sogar für die Ernährung der Dickdarmzellen zuständig.

Doch so gesund sie auch sind, für viele Därme sind Ballaststoffe ein Ballast, denn schnell gegessen und schlecht gekaut, schafft ein Darm das nicht und Blähungen und Bauchschmerzen sind die Folge. Daher ist es so wichtig, gerade beim ballaststoffreichen Basenfasten die Wacker-Regel 10, »Gründlich kauen«, zu beachten. Mit gekeimtem Getreide und gekeimten Hülsenfrüchten wird der Darm zusätzlich entlastet.

Resistente Stärke

Es gibt in unserem Darm bestimmte Darmbakterien, die den Ballaststoff resistente Stärke zu der für die Ernährung der Darmwand und für das Immunsystem so wichtigen Buttersäure, einer kurzkettigen Fettsäure, umwandeln. Das Besondere an resistenter Stärke ist, dass sie nicht wie andere Pflanzenstärke von den Amylasen abgebaut wird, sondern unverdaut in den Dickdarm gelangt und dort von Darmbakterien in Buttersäure (Butyrat) umgebaut wird.

WAS BEWIRKT BUTTERSÄURE?

- Sie wirkt entzündungshemmend.
- Sie steigert die Darmbeweglichkeit.
- Sie stabilisiert die Darmbarriere.
- Eine aktuelle Studie belegt sogar ihre Wirksamkeit bei Parkinson, einer neurodegenerativen Erkrankung. James Parkinson, der Entdecker der Erkrankung, hat schon im Jahr 1817 einen Zusammenhang zwischen Darm und Gehirn vermutet.

Resistente Stärke ist in Kartoffeln und Getreide vorhanden, hier vor allem in Hafer. Hafer ist in gekeimter Form eine optimale Müslizutat beim Basenfasten. Resistente Stärke ist auch in den proteinreichen Hülsenfrüchten zu finden, und auch hier in gekeimter Form für Basenfasten.

Doch bei der Kartoffel, einem basischen Sättigungsgaranten, gibt es noch eine Besonderheit: Sie enthält sehr viel resistente Stärke im Rohzustand. Wenn sie gekocht wird, enthält sie jedoch weniger resistente Stärke. Kühlt man die Kartoffel nach dem Kochen aber schnell im Kühlschrank ab und verzehrt sie erst am nächsten Tag warm oder kalt, dann erhöht sich ihr Gehalt an resistenter Stärke enorm. Mein Tipp beim Basenfasten für Berufstätige war ja schon immer, sich einen Vorrat an gekochten Kartoffeln für den schnellen Hunger bereitzulegen.

Sekundäre Pflanzenstoffe – von wegen Antinährstoffe

Auch wenn sie seit Jahren intensiv analysiert, beschrieben und teils hochgelobt werden – sie sind noch längst nicht alle erforscht. Man nennt sie sekundäre Pflanzenstoffe (SPS), weil sie nicht im Primärstoffwechsel der Pflanzen vorkommen und für die Pflanzen nicht lebensnotwendig sind. Sie haben also weder für die Pflanze noch für uns Nährwert und werden teils sogar als Antinährstoffe (antinutritive Stoffe) bezeichnet. Sie dienen der Pflanze als Fraßschutz und als Schutz vor UV-Licht und Oxidation. Teils wirken sie durch ihre intensiven Farben und Düfte für viele Tiere abstoßend.

Sekundäre Pflanzenstoffe sind somit bioaktive Substanzen, wie es im weiteren Sinne auch Ballaststoffe, Vitamine, Phytinsäure und Lektine sind. Und als solche haben sie vielfältige pharmakologische Wirkungen. Im Englischen nennt man sie daher Phytochemicals. Man geht davon aus, dass es über 100 000 sekundäre Pflanzenstoffe gibt. Und längst nicht alle sind gesundheitsförderlich. Beispielsweise zählen auch giftige Alkaloide wie Atropin aus der Tollkirsche dazu.

Auch Koffein ist ein sekundärer Pflanzenstoff. Bekannter, da über sie viel in den Medien berichtet wird, sind dann eher Stoffe wie Polyphenole, die den Rotwein so gesund für unsere Gefäße machen sollen, und Glucosinolate, die sogar vor Krebs schützen.

Aktuell geht man davon aus, dass der tägliche Bedarf an gesundheitsfördernden Eigenschaften bei 1,5 g pro Tag liegt. In diesem Bereich wird allerdings immer noch fleißig geforscht und längst nicht alles ist aktuell bekannt. In Bezug auf Keimlinge stehen wir sogar noch ganz am Anfang unseres Wissens.

Lektine – keine Angst vor Vollkorn

Wenn von sekundären Pflanzenstoffen die Rede ist, sollte man die Lektine nicht vergessen. Zusammen mit Phytinsäure haben sie in den vergangenen Jahrzehnten immer wieder dafür gesorgt, dass Menschen Zweifel am

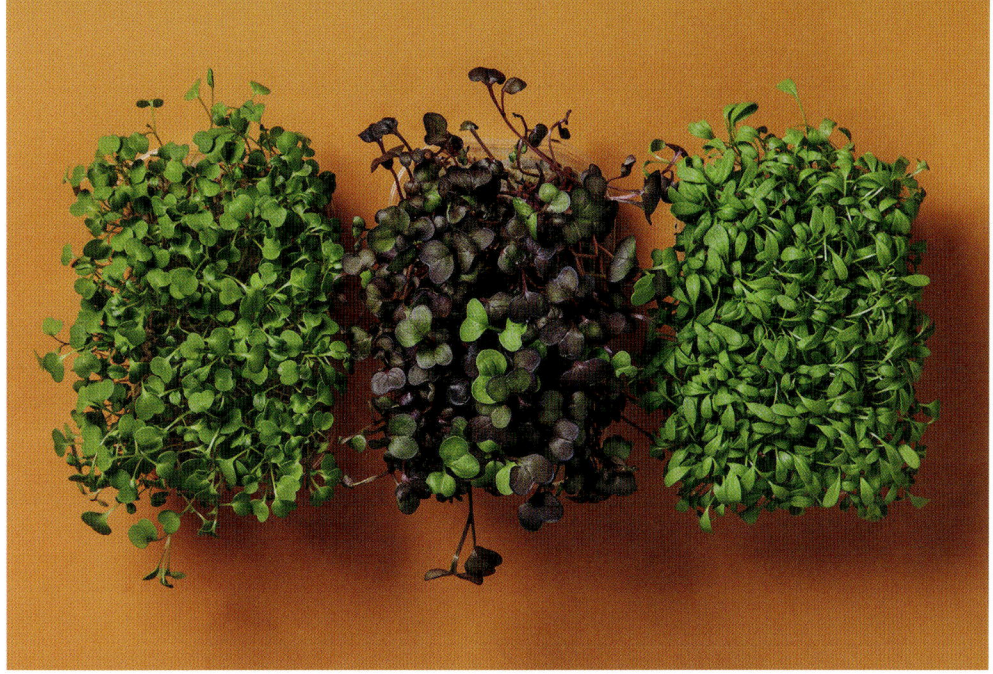

Sammeln Sie Erfahrungen mit dem Keimen verschiedener Saaten. So kommen Sie auch in den Genuss der vielfältigen Nährstoffe, welche die Keimlinge in Fülle bieten.

SEKUNDÄRE PFLANZENSTOFFE IN GEKEIMTEN SAATEN*

- Carotinoide (antikanzerogen, antioxidativ, immunmodulierend): Brokkoli, Erbse, Kichererbse, Kresse, Alfalfa und Sojabohne
- Polyphenole (antikanzerogen, antioxidativ, immunmodulierend, antimikrobiell, antithrombotisch): Hafer, Weizenkeime, Brokkoli, Radieschen
- Flavonoide: Sojabohnen
- Phytoöstrogene: gelbe Sojabohnen
- Glucosinolate (antikanzerogen, antimikrobiell): Kohl, Kresse, Brokkoli, Radieschen, Rettich, Senf
- Saponine (antikanzerogen, cholesterinsenkend, immunmodulierend): Hülsenfrüchte
- Phytosterine (antikanzerogen, cholesterinsenkend): Sesam, Hülsenfrüchte, Sonnenblumen
- Enzymhemmer (antikanzerogen, antioxidativ): Sojabohne, Mungobohne

Sekundäre Pflanzenstoffe geben Keimlingen und Microgreens unter anderem Farbe, Geruch und Geschmack.

Übrigens: Um bei Gemüse und Obst in den Genuss der sekundären Pflanzenstoffe zu kommen, sollte man diese immer möglichst reif und frisch verzehren.

* Stand: Sommer 2020

Gesundheitswert von Vollkornprodukten haben. Lektine sind Proteinverbindungen, die genau wie andere sekundäre Pflanzenstoffe der Pflanze als Fraßschutz dienen.

Sie kommen in vielen Pflanzen, vor allem in Kartoffeln, Getreide und in Hülsenfrüchten vor. Man sagt ihnen nach, dass sie Entzündungen hervorrufen, und manche Forscher vertreten die Ansicht, dass sie rote Blutkörperchen verklumpen, vor allem die in Linsen vorkommenden Hämagglutinine.

Es gibt verschiedene Lektine, diejenigen aus Weizen sind hitzestabil und lassen sich auch durch Erhitzen nicht zerstören. Die Lektine aus Hülsenfrüchten dagegen werden durch Erhitzen weitgehend zerstört, weshalb allgemein geraten wird, Hülsenfrüchte wenigstens zu blanchieren. Ob sie wie die Phytinsäure und die Tannine beim Keimen abgebaut werden, geht bislang aus keiner Literatur hervor und ist auch der Bundesforschungsanstalt für Getreide, Kartoffeln und Fettforschung nicht bekannt.

Bekannt ist allerdings, dass hitzestabile Lektine durch Fermentieren unschädlich gemacht werden.

Sowohl Professor Bernhard Watzl als auch das Leibnitz-Institut für Pflanzenbiochemie in Halle sehen die Gefahr durch Lektine nicht, da sie der Meinung sind, dass ein einzelner Stoff selten allein verantwortlich für eine Erkrankung ist, zumal die wenigsten Menschen sich ausschließlich von rohem Vollkorngetreide ernähren.

> Auch gekeimtes Getreide und gekeimte Hülsenfrüchte sollten nicht roh verzehrt werden.

Gekeimte Wacker-Produkte sind übrigens so weit erhitzt, dass Enzyme noch aktiv sind, Lektine aber zerstört werden.

Phytinsäure – besser als ihr Ruf

Dieser viel diskutierte Inhaltsstoff gehört zu den Ballaststoffen, der in den Randschichten von Getreidekörnern und Hülsenfrüchten, aber auch von Samen wie Sonnenblumenkernen vorkommt. Phytinsäure bildet mit Mineralstoffen schwer lösliche Komplexe. Dadurch können die Mineralstoffe, insbesondere Zink, Kalzium, Eisen und Magnesium, nicht gut vom Körper aufgenommen werden. Vor allem Zinkmangel wurde daher immer wieder befürchtet, wenn Menschen sich zu »vollkörnlich« ernährten. Das hat dazu geführt, dass immer wieder Stimmen laut wurden, die davor warnten, zu viele Vollkornprodukte zu essen. Bei Zink weiß man, dass durch eine Ernährung, die reich an Vollkorngetreiden und Hülsenfrüchten ist, bis zu 45 Prozent der Bioverfügbarkeit von Zink verloren geht. Daher hat die Deutsche Gesellschaft für Ernährung (DGE) 2019 die Referenzwerte von Zink und Vitamin B_6 an die Menge der täglichen Phytatzufuhr angepasst. Der Tagesbedarf für Zink liegt nun bei 8 mg für Frauen und 14 mg für Männer bei mittlerer Phytatzufuhr.

Interessanterweise gibt es nirgends eine umfassende Tabelle für den Phytatgehalt in der Nahrung. In allen Lehrbüchern ist zu lesen, dass Phytinsäure beim Keimen je nach Keimdauer zu 30 bis 40 Prozent abgebaut wird. Auch neuere Forschungsarbeiten bestätigen das. Nicht klar ist, in welchem Keimstadium und unter welchen Bedingungen dies am optimalsten geschieht.

Auch wenn viele Forscher die Phytinsäure verdammen – es spricht auch einiges für sie. Für Vollkornkost und damit für Phytinsäure spricht, dass sie einen günstigen Einfluss auf den Blutzuckerspiegel ausübt, zur Senkung des Blutfettspiegels beiträgt und ein Zusammenhang zwischen Phytinsäure in der Nahrung und niedriger Darmkrebsrate gefunden wurde (Watzl und Leitzmann, 1999).

So gesehen sind gekeimte Vollkornprodukte mit weniger Phytinsäure und damit besserer Bioverfügbarkeit für Mineralstoffe und Spurenelemente eine optimale Lösung.

Wie sieht es aus mit Spermidin?

Spermidin ist für viele ein neuer Hoffnungsträger gegen das Altern und gegen das Vergessen. Dabei ist es erst mal »nur« ein Eiweiß, ein sogenanntes Polyamin, das seinen Namen tatsächlich von »Sperma« hat, denn in der Samenflüssigkeit kommt es schließlich auch vor. Spermidin findet sich in zahlreichen pflanzlichen Lebensmitteln und ist dort an Wachstumsprozessen beteiligt. Kein Wunder also, dass es sich in den Keimanlagen der Samen, also auch im Weizenkeim, findet. Gesichert ist auch, dass es in Sojakeimlingen in höherer Konzentration vorhanden ist. Das lässt die Vermutung zu, dass der Spermidingehalt beim Keimen zunimmt. Wir wissen dies aber noch nicht und bislang wurde der Spermidingehalt von Lebensmitteln noch nicht standardmäßig analysiert, weshalb es keine Tabellen gibt. Wir wissen aber, dass es in Getreide und in Hülsenfrüchten enthalten ist. Da Spermidin in letzter Zeit in den Fokus der Forschung geraten ist, kann man nur hoffen, dass es bald eine bessere Datenlage gibt, zumal aktuell einige Forschungen dazu auch in Deutschland laufen. Interessant ist es geworden, als bekannt wurde, dass es die Autophagie ankurbelt, also jene Selbstregulation und Selbstreinigung des Körpers, die ihn vor Krankheiten, auch vor Krebs schützt. Bekannterweise wird die Autophagie auch beim Fasten wirksam – ein gewünschter Effekt beim Abnehmen. Beim Intervallfasten soll die Autophagie schon nach 12 bis 16 Stunden einsetzen. Beim Basenfasten haben wir, wenn die Wacker-Regel »frühes Abendessen« eingehalten wird, um die 12 Stunden Essenpause und damit wird es zu einem basischen Intervallfasten.

Längst ist Spermidin nicht zu Ende erforscht und auch hier lautet meine Devise wieder: Keine Kapseln schlucken, sondern stattdessen echtes Essen essen.

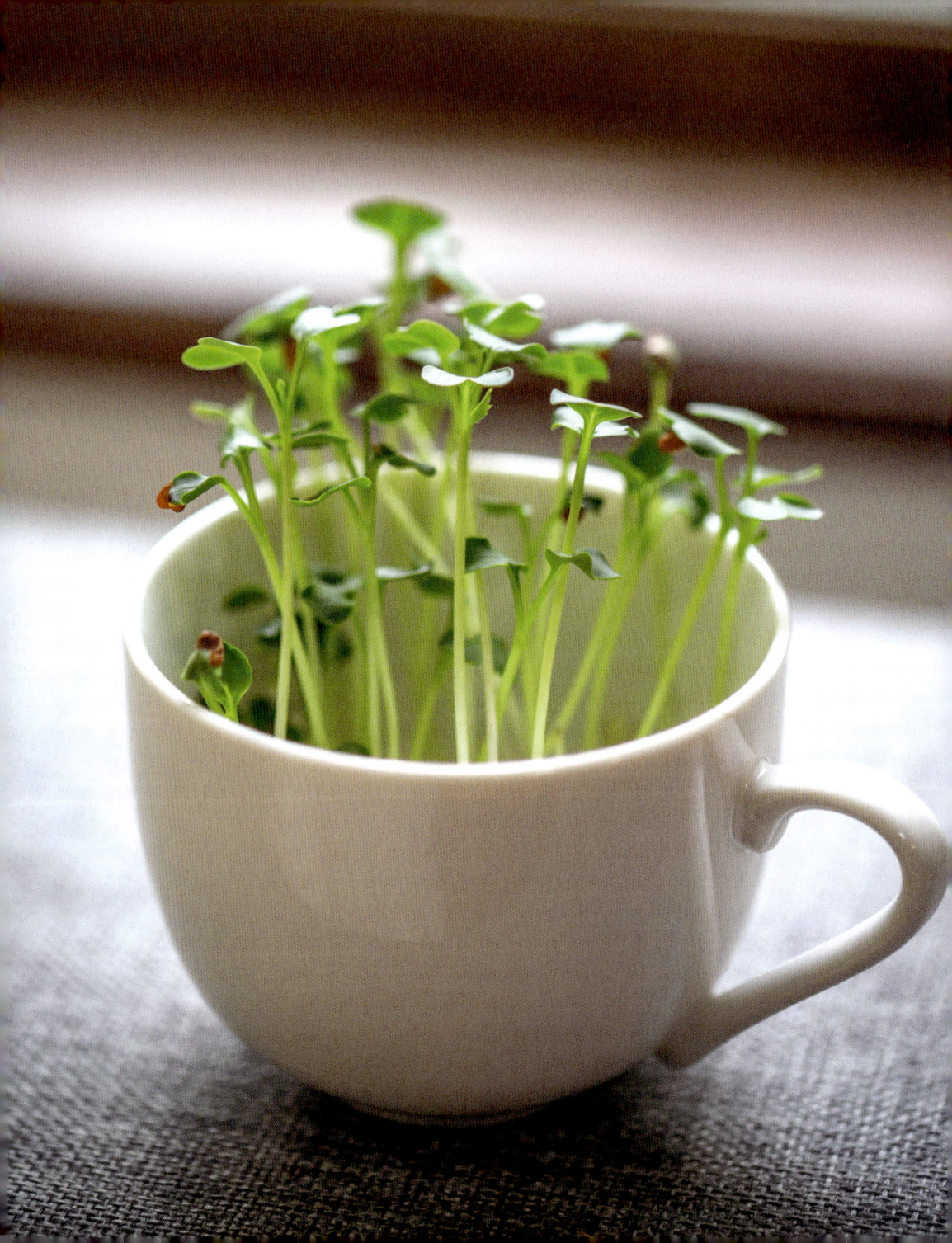

SO EINFACH GEHT DAS KEIMEN

Alles Wissenswerte rund um das Thema Keimen, was Sie dazu brauchen, was Sie beachten sollten und welche Saaten empfehlenswert sind – mit diesem Wissen, auf den Punkt gebracht, können Sie sofort mit dem Keimen starten, und das zu jeder Jahreszeit.

DAS BRAUCHEN SIE ZUM KEIMEN
54

DIE 10 BESTEN SAATEN ZUM KEIMEN
62

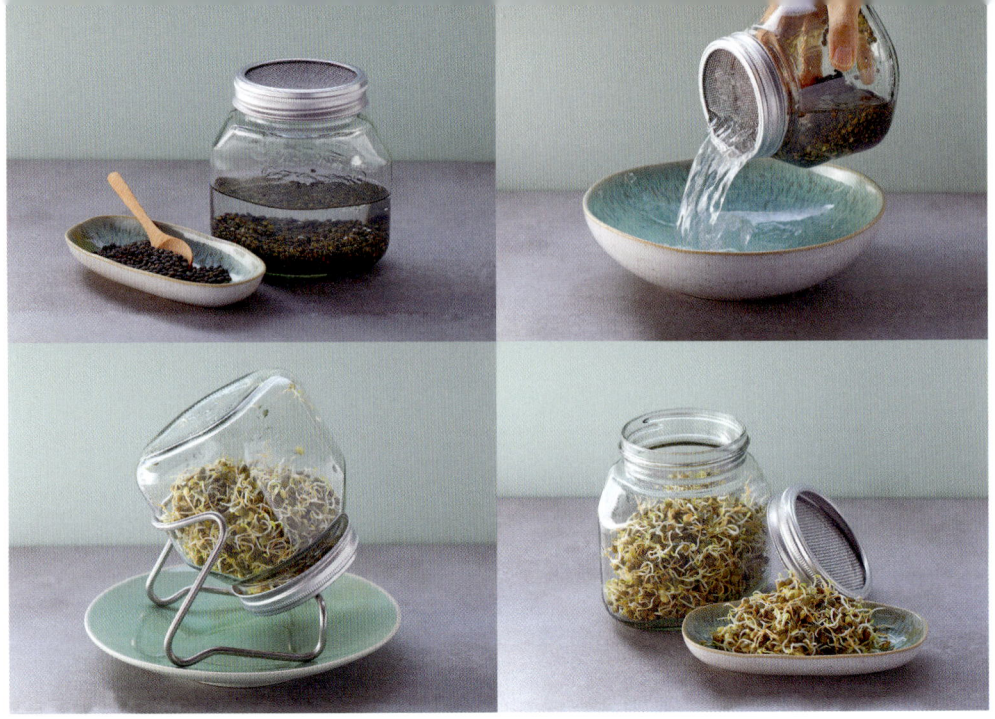

DAS BRAUCHEN SIE ZUM KEIMEN

Die eigene Vitaminfabrik auf der Fensterbank entstehen zu lassen, ist gar nicht so schwer und auch wer von sich behauptet, keinen grünen Daumen zu haben, sollte es wenigstens mal versuchen, denn einige der Samen eignen sich auch für Unerfahrene.

Ich selbst habe schon sehr früh mit dem Keimen begonnen: In meiner Heidelberger Zeit, um 1979 – ich wohnte in einer Psychologen-WG und die Bio-Müslizeit nahm in Deutschland ihren Anfang –, aßen wir morgens immer Bio-Vollkornmüsli mit frischem Obst und dazu selbst gekeimte Saaten. Damals gab es noch nicht all diese schicken Geräte, die uns heute zur Auswahl stehen. Wir besorgten uns in einem Haushaltswarengeschäft kleine Einmachgläser, Gummis und dünnes Fliegennetz und los ging es.

DAS BRAUCHEN SIE ZUM KEIMEN

Die Auswahl der Saaten war damals noch nicht so groß, exotische Körner wie Quinoa oder Braunhirse gab es noch nicht, also keimten wir meist die milden grünen Tellerlinsen. Sie passen wirklich ganz wunderbar zu einem Müsli. Natürlich haben wir sie damals roh gegessen. Heute wissen wir, dass man sie besser wenigstens blanchiert.

Keimen hat mir immer Spaß gemacht und als ich dann 1997 Basenfasten entwickelt habe, war mir schnell klar, dass Keimlinge ein Muss beim Basenfasten sind.

KEIMGERÄTE

Wer sich heute zum ersten Mal mit Keimlingen und dem Keimen beschäftigt, muss sich erst einmal durch ein reichhaltiges Angebot an Gerätschaften zum Keimen durcharbeiten. Von einfachen Keimgefäßen aus Glas über ganze Keimetagen aus Plastik bis zu Tongefäßen – was ist am besten geeignet?

Keimgläser

Sie sind aus Glas mit einem Schraubdeckel aus Kunststoff oder aus Edelstahl. Gegen Keimgefäße aus Plastik hatte ich schon immer eine Abneigung. Tatsächlich ist es so, dass sich auf dem Kunststoff schnell ein Biofilm bildet – das bedeutet, Bakterien, Viren und Pilze feiern hier unkontrolliert Party in einer Keimgesellschaft, in der sich auch krankheitserregende Keime tummeln können.

Ich bevorzuge daher immer die Gläser mit

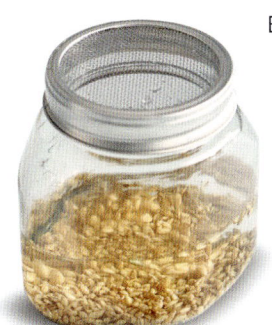

Edelstahldeckel. Sie haben den Vorteil, dass das Edelstahlsieb extra herausnehmbar ist und mit einer Bürste superleicht gereinigt werden kann. Siebdeckel aus Plastik sind an einem Stück und man bekommt sie nie ganz sauber – hygienetechnisch bei Keimlingen ein No-Go.

Keimschalen

Keimschalen sind flache Schalen aus Ton mit einem Metallsieb, was sich besonders für kleine, auch schleimende Samen eignet. Kresse, Rucola, Brokkoli, Leinsamen, Senf und Rettich gedeihen hier ganz gut – wenn man alles richtig macht und die Wässerungszeiten genau einhält. Je nach Außentemperatur trocknen die Samen schnell aus. Es ist daher wichtig, sie mehrmals täglich mit Wasser zu besprühen. Es darf keinesfalls so viel Wasser in der Schale sein, dass sie ständig nass

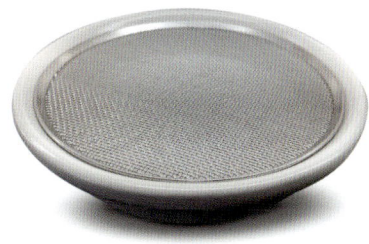

sind. Es kommt sonst viel zu leicht zu einer Schimmelbildung.

Ganz wichtig ist hier: Immer an den Keimlingen und an den Microgreens riechen, ob sie noch frisch und krautig daherkommen. Jeglicher muffige Geruch bedeutet: Sofort entsorgen, da die Vergammelung und damit auch bakterielle Belastung begonnen hat.

Ton-Keimer

Aufgebaut ist der Ton-Keimer in Etagen. Die Plastikvariante davon ist schon seit vielen Jahren im Handel und wegen der schnellen Schimmelbildung problematisch.

Der absolute Vorteil dieses Gerätes – wenn es aus Ton besteht – ist, dass die Feuchtigkeit wunderbar gehalten wird. Allerdings wird hier im Dunkeln gekeimt. Das mögen längst nicht alle Samen. Kresse und Brokkoli beispielsweise können ohne Licht gar nicht erst keimen. Buchweizen dagegen kommt ganz gut damit klar und wird oft als Dunkelkeimer bezeichnet – was so nicht stimmt: Ich habe beispielsweise gerade einen wunderbar hell gekeimt. Viele Samen und Getreidekörner können eben beides, da sie evolutionsbedingt aufs Überleben trainiert sind.

Es gibt aktuell keine Untersuchungen, wie sich das Hell- oder Dunkelkeimen auf den Nährstoffgehalt des Keimlings auswirkt. Man weiß lediglich, dass die Vitaminentwicklung stark an das Vorhandensein von UVA und UVB gebunden ist. So würde ich bei allen Microgreens, die durch besonders viele Vitamine punkten – wie Kresse, Brokkoli und Rucola – das Keimen mit Tageslicht empfehlen.

DAS EINWEICHWASSER

Für das mehrstündige Einweichen der Samen zu Beginn des Keimprozesses ist es aus meiner Sicht wichtig, kein Leitungswasser zu nehmen, vor allem dann nicht, wenn man in einer Stadt wohnt, die ihr Leitungswasser aus mehreren Quellen zusammenmischt.

Dieses Wasser wird vom Samen aufgesogen und für die vielen Umbauprozesse beim Keimen benötigt. Und da wollen wir doch eine supergute Qualität haben! Es ist längst bekannt, was sich im Leitungswasser alles so tummelt, bis hin zu Arzneimittelresten, die von den Filter-

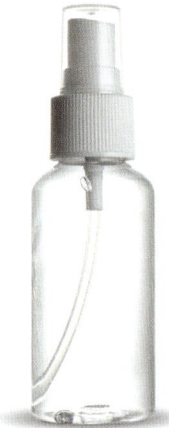

anlagen nicht entsorgt werden können. Trotzdem gilt dieses Wasser als einwandfrei, weil bestimmte Krankheitserreger nicht vorhanden sind. Sicher gibt es Häuser und Wohnungen in abgelegenen Bergregionen, aus deren hoffentlich neuen Leitungen Wasser von bester Quellwasserqualität fließt. In diesem Fall kann man natürlich das Leitungswasser nehmen. Um in bestimmten Fällen Keimlinge mit Wasser zu besprühen, brauchen Sie eine kleine Wassersprühflasche.

HYGIENE

Viele vom Keimen begeisterte Menschen haben erst mal nur die gesundheitlichen Vorteile des Keimens im Blick. Da wir beim Keimen die Pflanze zum Leben erwecken, haben wir es auch mit Bakterien, Viren und Pilzen, also mit der Mikrobiologie zu tun, wie bei allen Lebensmitteln. Wir kennen es vom Salat: Wenn er geschnitten tagelang im Supermarkt liegt, sind die Vitamine gegangen und die Keime gekommen. Keime auf Lebensmitteln sind bis zu einem gewissen Grad normal und ungefährlich. Alle bodennahen Pflanzen sind im Austausch mit dem Bakterienkosmos des Bodens – ohne sie würde überhaupt nichts gedeihen.

Das lässt sich durchaus mit den für uns so wichtigen Darmbakterien vergleichen: Das Milieu muss gesund sein und bestimmte »böse« Keime müssen mengenmäßig in Schach gehalten werden, um ein friedliches Miteinander zu gewährleisten.

Die Deutsche Gesellschaft für Hygiene und Mikrobiologie (DGHM) hat dazu für die verschiedenen Lebensmittelgruppen »Richt- und Warnwerte« entwickelt, die immer wieder überarbeitet werden. Bei diesen Werten geht es um die Gesamtkeimzahl, um die Belastung mit Colibakterien, mit Schimmelpilzen, mit

> **WICHTIG**
>
> Ich rate von vorgekeimten und getrockneten Produkten ab, die nicht erhitzt wurden und als Rohkostqualität verkauft werden. Begeisterte Rohköstler sind hier oft zu blauäugig. Was die eigene Keimproduktion angeht, ist hygienisches Vorgehen das A und O. Das heißt, Biofilmbildung (**Seite 55**) vermeiden durch folgende Maßnahmen:
> - Nur saubere, ausgekochte Keimgläser oder Schalen verwenden.
> - Nur saubere und ausgekochte Deckel und Siebeinsätze verwenden.
> - Einwandfreies Wasser zum Einweichen nehmen.
> - Auf Plastikgeräte verzichten.
> - Saatgut zu Beginn gut abwaschen.
> - Schimmelbildung vermeiden durch ständige Sicht- und Geruchskontrollen, regelmäßiges Spülen und Kühlschranklagerung, sobald die Sprossen da sind.

bestimmten Staphylokokken, Bacillus cereus, bestimmten Clostridien und Salmonellen. Wir haben lange geforscht und uns zusätzlich von der Vertreterin Deutschlands für mikrobiologische Methoden bei der Untersuchung von Lebensmitteln beraten lassen. Dies vor allem im Hinblick auf den EHEC-Skandal von 2011, der bis heute nie aufgeklärt wurde und bei dem Bockshornkleesprossen unter starken Verdacht gerieten. EHEC gehört zu den Colibakterien und ist hitzeempfindlich. Bei einer Erhitzung auf 60 °C stellt er kein Problem mehr dar. Wir haben daher beschlossen, unsere gekeimten Produkte auf 60 °C zu erhitzen – was die Enzyme nachweislich noch aushalten. Zudem lassen wir bei jeder Charge eine mikrobiologische Untersuchung nach der DGHM sowie auf EHEC und Listerien in Auftrag geben, die vom Gesetzgeber her nicht verpflichtend ist.

WAS SICH ZUM KEIMEN EIGNET

Das Schöne ist: Man kann im Grunde alles keimen, was als Pflanze später auch essbar ist: Getreide, Pseudogetreide, Hülsenfrüchte, Samen. Da Keimlinge und vor allem Microgreens oft ein intensiveres Aroma haben, entscheidet dann letztendlich der Geschmack.

Beutel oder Großpackung?

Die extra fürs Keimen gedachten Samen werden im Biohandel in kleinen Päckchen zu

> Wichtig ist, die Saaten immer in Bioqualität zu kaufen.

recht hohen Preisen angeboten. Diese Samen sind von sehr guter Qualität und alle keimfähig. Kauft man sie in den »normalen« Verpackungen zu 500 g im Biohandel, beispielsweise Sonnenblumenkerne, Kichererbsen oder Linsen, dann sind sie deutlich günstiger, sollten aber »verlesen« werden, das heißt, die beschädigten Samen werden aussortiert. Das ist nur ein klein wenig mehr Aufwand.
Die Übersicht auf den folgenden Seiten zeigt eine Auswahl an Saaten, die man gut keimen kann, jeweils mit Einweichzeiten und Keimdauer.

Weshalb keine Lupinen?

Süßlupinen sind je nach Sorte die Hülsenfrüchte mit dem höchsten Eiweißgehalt und sind in der veganen Küche beliebt. Süßlupinen sind bitterstoffarme Lupinen, wobei man weiß, dass der Bitterstoff Lupinin sehr toxisch wirkt. Wir haben Keimversuche gemacht und ich empfand sie als viel zu bitter. Also lasse ich die Finger davon, zumal noch zu wenig Untersuchungen vorhanden sind. Es gibt zwar einige Studien zu Süßlupinen, dabei hat man sich jedoch auf die Erhöhung der sekundären Pflanzenstoffe konzentriert, die bislang bei allen untersuchten Keimlingen gefunden wurden.

FÜR JEDEN DIE RICHTIGE SORTE – ALLES WISSENSWERTE IM ÜBERBLICK

Es gibt so viele Samen, die man keimen kann – für alle ist etwas dabei, für Erfahrene genauso wie für Einsteiger. Hier kurze Infos zu den wichtigsten Sorten. Auch die Frage, ob Keimlinge, Microgreens oder Sprossen, wird für jede Saat beantwortet, ebenso Einweichzeiten und Keimdauer. Und wie Sie Schritt für Schritt vorgehen.

LEICHT KEIMENDE SORTEN FÜR ANFÄNGER

- Adzukibohnen als Keimlinge, Einweichzeit ca. 12 Stunden, Keimdauer ca. 3 Tage
- Alfalfa (Luzerne) als Microgreens, Einweichzeit 4–6 Stunden, Keimdauer ca. 5 Tage
- Erbsen (Erbsenspargel) als Sprossen, Einweichzeit ca. 12 Stunden, Keimdauer ca. 5 Tage
- Kichererbsen als Keimlinge, Einweichzeit ca. 12 Stunden, Keimdauer ca. 3 Tage
- Kresse als Microgreen, Einweichzeit ca. 4 Stunden, Keimdauer ca. 5 Tage
- Linsen als Keimlinge, Einweichzeit ca. 12 Stunden, Keimdauer ca. 3 Tage
- Mungobohnen als Microgreens, Einweichzeit ca. 12 Stunden, Keimdauer ca. 5 Tage
- Reis als Keimlinge, Einweichzeit ca. 12 Stunden, Keimdauer 3–4 Tage
- Sojabohnen als Sprossen und Keimlinge, Einweichzeit ca. 12 Stunden, Keimdauer ca. 5 Tage
- Sonnenblumenkerne als Keimlinge, Einweichzeit 6–8 Stunden, Keimdauer ca. 3 Tage

SORTEN FÜR ERFAHRENE

- Amarant als Microgreens, Einweichzeit ca. 8 Stunden, Keimdauer ca. 6 Tage
- Basilikumsamen als Microgreens, Einweichzeit 3–4 Stunden, Keimdauer 5–6 Tage
- Bockshornklee als Keimlinge, Einweichzeit ca. 5 Stunden, Keimdauer 3–4 Tage
- Braunhirse als Keimlinge, Einweichzeit ca. 12 Stunden, Keimdauer 4–5 Tage
- Brokkoli als Keimlinge und als Microgreens, Einweichzeit 6–8 Stunden, Keimdauer ca. 2 Tage
- Buchweizen als Keimlinge, Einweichzeit ca. 2 Stunden, Keimdauer 3–4 Tage
- Chiasamen als Microgreens, Einweichzeit 3–4 Stunden, Keimdauer ca. 5 Tage
- Dinkel als Keimlinge, Einweichzeit 10–12 Stunden, Keimdauer 3–4 Tage

- Fenchelsamen als Keimlinge, Einweichzeit ca. 6 Stunden, Keimdauer 3–4 Tage
- Gerste als Keimlinge, Einweichzeit 10–12 Stunden, Keimdauer 3–4 Tage
- Hafer als Keimlinge, Einweichzeit 8–10 Stunden, Keimdauer 3–4 Tage
- Hirse als Keimlinge, Einweichzeit 8–10 Stunden, Keimdauer ca. 3 Tage
- Koriandersamen als Microgreens, Einweichzeit ca. 4 Stunden, Keimdauer ca. 4 Tage
- Kürbis als Keimlinge, Einweichzeit ca. 12 Stunden, Keimdauer ca. 3 Tage
- Leinsamen als Keimlinge oder Microgreens, Einweichzeit ca. 4 Stunden, Keimdauer ca. 5 Tage
- Quinoa als Keimlinge, Einweichzeit 4–6 Stunden, Keimdauer 3 Tage
- Radieschen als Microgreens, Einweichzeit 4 Stunden, Keimdauer ca. 4 Tage
- Rettich als Microgreens, Einweichzeit 4 Stunden, Keimdauer ca. 4 Tage
- Roggen als Keimlinge, Einweichzeit 10–12 Stunden, Keimdauer 2–3 Tage
- Rosabi (Kohlrabiart) als Microgreens, Einweichzeit 6–8 Stunden, Keimdauer ca. 6 Tage
- Rotklee als Microgreens, Einweichzeit 6–8 Stunden, Keimdauer ca. 6 Tage
- Rotkohl als Microgreens, Einweichzeit 6–8 Stunden, Keimdauer ca. 6 Tage
- Rucola als Microgreens, Einweichzeit 6–8 Stunden, Keimdauer ca. 2 Tage
- Senf als Keimlinge, Einweichzeit ca. 6 Stunden, Keimdauer ca. 3 Tage
- Sesam als Keimlinge, Einweichzeit 4 Stunden, Keimdauer ca. 2 Tage
- Weizen als Keimlinge, Einweichzeit 10–12 Stunden, Keimdauer 3–4 Tage
- Zwiebelsamen als Microgreens, Einweichzeit 6–8 Stunden, Keimdauer ca. 6 Tage

SO WIRD GEKEIMT

Je nach Samengröße und wie weit Sie keimen wollen, benötigen Sie nun ein Keimglas oder eine Keimschale (**siehe Seite 55**, Keimgefäße). Für große Samen, aber auch generell für Keimlinge und Sprossen eignen sich Keimgläser, für kleine Samen, besonders für schleimende Samen wie beispielsweise Chiasamen sowie für das Erlangen des Microgreen-Stadiums sind Keimschalen besser. Jetzt fehlen noch die Samen und das Wasser und los kann es gehen.

Der Keimvorgang besteht aus:
- Einweichphase
- etwa 3 Spül- und Abtropftagen bzw. Feuchthaltephase
- Lagerphase

EINWEICHPHASE

Zunächst werden die Samen gut abgespült. Unabhängig davon, ob sie im Keimlingsstadium oder als Microgreens geerntet werden sollen, werden sie dann in einem Keimglas, das zu etwa einem Drittel mit Samen oder Kernen gefüllt ist, mehrere Stunden in

Wasser eingeweicht (siehe Angaben in der vorstehenden Übersicht).
Danach wird das Wasser abgegossen und die Samen werden noch einmal durchgespült. Dabei werden beschädigte Samen ausgesucht und entsorgt.
Das Keimglas wird schließlich in eine Abtropfvorrichtung gestellt, in der das Glas kopfüber so steht, dass das Restwasser vollständig abfließen kann. Bleibt Restwasser im Keimglas, kommt es sonst nämlich schnell zu Fäulnis.

MIT DEM KEIMGLAS: SPÜL- UND ABTROPFTAG

Im Sommer beziehungsweise bei sommerlichen Temperaturen werden die Samen zweimal täglich mit Leitungswasser gespült (für das Spülen ist Leitungswasser in Ordnung, nicht jedoch fürs Einweichen, siehe **Seite 56**), in den übrigen Jahreszeiten genügt einmal täglich.
Beim Zurückstellen in die Abtropfvorrichtung ist genau darauf zu achten, dass das Restwasser vollständig abfließt. Je nach Samenart und -größe sind die Keimlinge ab dem dritten oder vierten Tag verzehrfähig. Sie können auch dann noch verzehrt werden, wenn die Keimlinge bereits durch die Chlorophyllbildung grün geworden sind. Allerdings schmecken in diesem Stadium nicht alle gut. Die meisten, vor allem die Getreidekeimlinge, wirken dann strohig und schmecken eher langweilig.

MIT DER KEIMSCHALE: FEUCHTHALTEPHASE

Nach dem Einweichen und Spülen werden die kleinen Samen mit einem Löffel dicht nebeneinander auf das Kressesieb gestrichen und das Kressesieb auf die Keimschale gelegt. Nun müssen die Samen je nach Zimmertemperatur zwei- bis dreimal täglich mit einer Sprühflasche mit Wasser besprüht werden, damit sie nicht austrocknen. Die Kunst dabei ist, es nicht zu gut zu meinen und die Samen nicht im Wasser zu ertränken, da sonst Fäulnis entsteht. Je nach Samen kann nun nach 4 bis 5 Tagen das Microgreen mit der Schere abgeschnitten werden.

LAGERPHASE

Die frischen und fertigen Keimlinge sollten am besten sofort verzehrt werden, wenn sie ihre gewünschte Größe erreicht haben und sie somit erntereif sind. Dies gilt vor allem für Kresse und die kleinen Saaten, die in einer Keimschale gezogen wurden. Aber auch Reis ist nicht lagerfähig.
Keimlinge im Glas können auch einige Tage lang im Kühlschrank aufbewahrt werden. Dazu lässt man sie nach dem letzten Spülvorgang einige Stunden lang sehr gut abtropfen, sodass die Keimlinge nur noch feucht, aber keinesfalls mehr tropfnass sind. Dann dreht man das Glas herum und schraubt es mit dem Siebdeckel zu. Durch die Kälte des Kühlschranks wachsen die Sprossen nicht weiter.

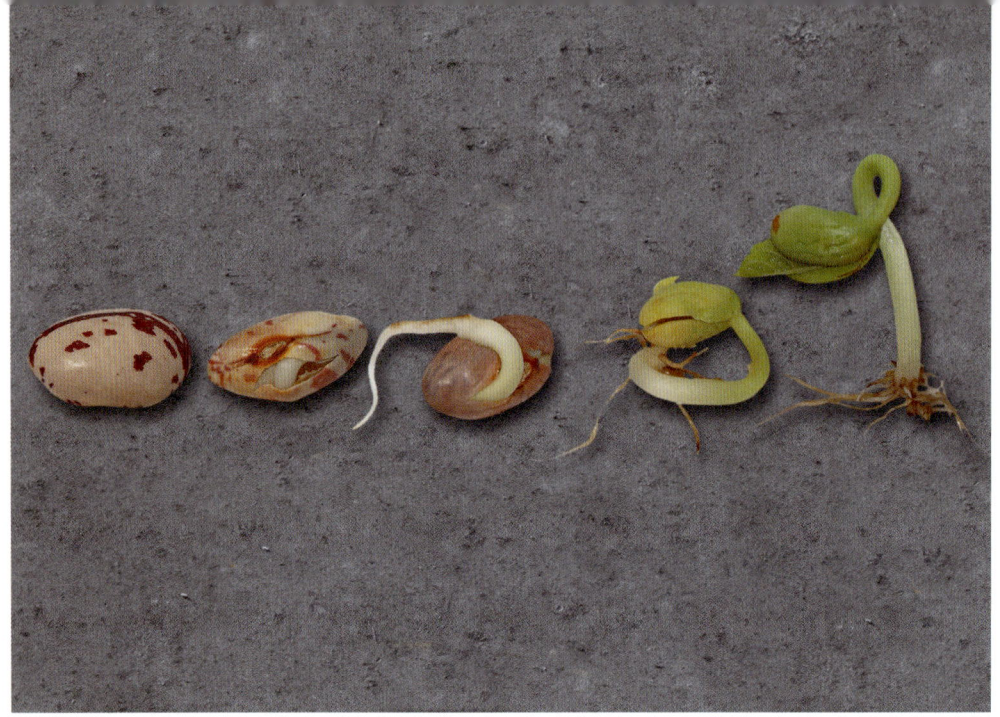

DIE 10 BESTEN SAATEN ZUM KEIMEN

Zu meinen Top Ten der Keimlinge und Microgreens gehören in jedem Fall einige Getreidesorten, denn erst gekeimtes Getreide ist das aktivierte Korn und kann gut verwertet werden. Die anderen Samen dieser Liste punkten mit ihren Inhaltsstoffen, weshalb wir sie nicht nur in der Basenfastenwoche auf dem Speiseplan haben, sondern in den Alltag miteinbeziehen sollten.

Auf **Seite 59f.** konnten Sie sehen, was sich für Anfänger eignet und was für Geübte – bei den folgenden »Lieblingen« steht alles Wissenswerte zu Gesundheitsbenefits, Einsatzmöglichkeiten und weiteren Besonderheiten. Im Rezeptteil können Sie dann Ihre Kenntnisse in die Tat umsetzen und leckere Gerichte zaubern, die vor allem dank der eingesetzten Keimlinge von Nährstoffen geradezu strotzen.

BROKKOLI – WUNDERWAFFE VOLLER NÄHRSTOFFE

Brokkoli, auch Sprossenkohl genannt, gehört zur Familie der Kreuzblütengewächse, kommt ursprünglich aus Kleinasien und war bis zum 16. Jahrhundert in Europa nur in Italien bekannt. Auch heute noch fehlt er in kaum einem italienischen Restaurant auf dem Teller, wenn man Gemüse bestellt.

Der Name kommt ebenfalls aus dem Italienischen, wo Broccoli »Kohlsprossen« bedeutet. Damit sind die grünen Röschen des Brokkoli gemeint und sie werden in vielen Küchen leider durch zu langes Kochen arg malträtiert. Da kann man seinen Vitamin-C-Gehalt noch so sehr loben, wenn er dann durchgekocht unansehnlich graugrün und schlaff auf dem Teller liegt, war es das mit dem Vitamin-C-Gehalt.

Benefits

Der Gehalt an Vitamin C und an sekundären Pflanzenstoffen, insbesondere Senföle, machen Brokkoli so gesund. Doch das ist längst nicht alles, was gekeimter Brokkoli zu bieten hat.

Auch Quercetin, ein Polyphenol, findet sich in Brokkoli und vermehrt in Brokkolisprossen. Quercetin greift vor allem Tumorstammzellen in der Bauchspeicheldrüse an und unterstützt so laut einer Studie der Uni Heidelberg die Wirkung der Glucosinolate (mehr dazu erfahren Sie unten).

Vitamin C, Senföle und Quercetin sind in gekeimtem Brokkoli um ein Vielfaches erhöht. Gekeimter Brokkoli, frisch oder getrocknet, ist daher fast schon ein Nahrungsergänzungsmittel. Brokkoli liefert darüber hinaus auch die Spurenelemente Eisen, Zink und Mangan,

SENFÖLE – SCHARF UND SUPERGESUND

Was gekeimte Kresse, Radieschen und Rucola so scharf macht, sind Senföle, auch Glucosinolate genannt, die zu den schwefelhaltigen sekundären Pflanzenstoffen (SPS) gehören. Sie werden im Körper durch das Enzym Myrosinase oder durch Darmbakterien zu Sulforaphanen umgebaut, vorausgesetzt, der pH-Wert stimmt. Sie benötigen ein neutrales bis basisches Milieu. Im sauren Milieu entstehen anstelle der so wirksamen Sulforaphane Nitrite. Erst wenn die Sulforaphane dann im oberen Dünndarmabschnitt aufgenommen worden sind, können sie ihre in den letzten Jahren vielfach erforschten gesundheitsfördernden Wirkungen entfalten. Durch zahlreiche Studien ist belegt: Sie wirken entzündungshemmend, antibakteriell und antiviral. In einigen Studien wurde eine Wirksamkeit gegen Grippeviren nachgewiesen. Zudem schützen sie das Herz-Kreislauf-System und auch ein antidiabetischer Effekt wurde nachgewiesen. Wissenschaftler der Johns Hopkins University in Baltimore haben entdeckt, dass sich auch die chronisch obstruktive Lungenerkrankung COPD unter Sulforaphanen bessert.

Vitamine der B-Gruppe sowie Carotinoide, die Vorstufe von Vitamin A.

Senföle finden sich generell in Kreuzblütlern. Dazu gehören alle Kohlarten, Rettich, Meerrettich, Raps, Kresse, Radieschen, Rucola und Senf. Auch die Kapuzinerkresse mit ihren herrlich leuchtenden und essbaren Blüten steckt voller Glucosinolate und Vitamin C. Sie blüht von Juni bis zum ersten Frost und gehört einfach auf jeden Balkon und in jeden Garten.

Die antibakterielle und antivirale Wirkung von Kohl war übrigens schon in der Antike bekannt, wo man Kohlblätter zur Wundbedeckung erfolgreich einsetzte. Die urologische Klinik der Uni Heidelberg hat auf ihrer Website einen Artikel: »Senföle in Meerrettich und Kapuzinerkresse sind bei leichten Infekten so wirksam wie Antibiotika«.

Viel Wirbel haben die Senföle in den vergangenen Jahren aber vor allem wegen ihrer hemmenden Wirkung auf bestimmte Krebsarten wie Brust- und Prostatakrebs, aber auch Bauchspeicheldrüsenkrebs gemacht. Manche Forscher bezeichnen die aus den Glucosinolaten entstehenden Sulforaphane als Senfölbomben gegen Krebs. Die Uni Heidelberg hat weltweit als erste Klinik nachgewiesen, dass Sulforaphane die aggressiven Tumorstammzellen angreifen und sie damit empfänglicher für eine Chemotherapie machen. Tumorstammzellen sind sowohl für die Entstehung als auch für die Streuung von Krebszellen verantwortlich. Eine Pilotstudie aus dem Jahr 2019 an Patienten mit einem nichtoperablen Bauchspeicheldrüsenkarzinom zeigte unter Einnahme von hoch dosierten Brokkolisprossen eine höhere Überlebensrate. Eine Pilotstudie der Oregon Health and Sciene University (OHSU) von 2014 bei Männern mit Prostatakarzinom wies einen Abfall des PSA-Wertes nach – unter anderem ein Beobachtungswert für den Verlauf der Erkrankung. Eine Studie von 2018 lässt auf eine mögliche vorbeugende Wirkung gegen Haut-

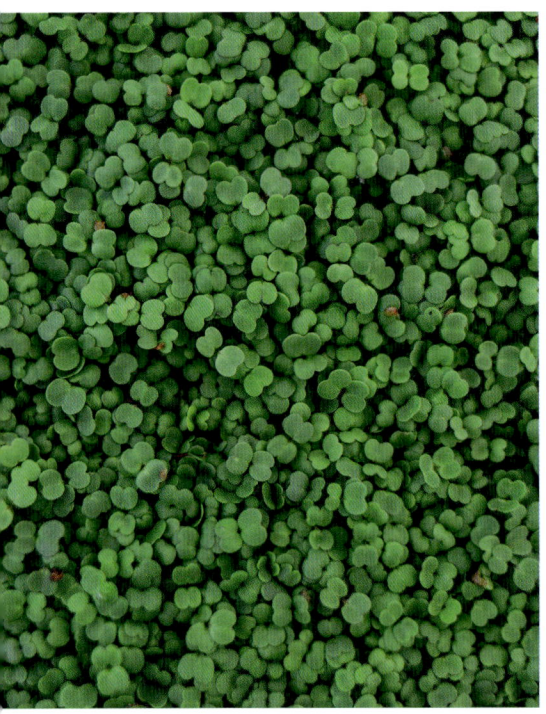

Brokkolikeimlinge sind so nährstoffreich, dass man sie fast als Nahrungsergänzungsmittel bezeichnen kann.

krebs schließen. Die Uni Heidelberg hat auf ihrer Website Patienteninformationen zu den Inhaltsstoffen von Brokkoli, darunter auch eine Information des Berufsverbandes deutscher Chirurgen: »Der Krebs isst mit – Ernährung und Tumorchirurgie. Die Kreuzblütler auf dem Kreuzzug gegen Krebs« von 2014. Hier wurden auch Studien mit gekeimtem Brokkoli beschrieben und ihre Wirksamkeit auf den Magen – gegen eine Überbesiedlung mit Helicobacter pylori, was für die Entstehung von Magenkrebs verantwortlich sein kann.

In diesem Zusammenhang hat man immer wieder gekeimten Brokkoli untersucht und festgestellt, dass der Senfölgehalt darin je nach Sorte und Herkunft 10- bis 100-fach höher ist als in ungekeimtem Brokkoli. Setzt man gekeimten Brokkoli einige Stunden UVB-Licht aus, steigert dies noch mal den Gehalt an Glucosinolaten, so zwei Studien aus dem Jahr 2017. Senföle reagieren nicht nur auf Licht empfindlich, sondern auch auf Hitze, die sie zerstört. Studien belegen, dass die Glucosinolate erst ab einer Temperatur von höher als 60 °C zerstört werden. Sie sind zudem wasserlöslich und werden beim Kochen oder Blanchieren herausgelöst. Daher empfiehlt es sich in jedem Fall, das Wasser mitzuverwenden. Interessanterweise hat man festgestellt, dass man Brokkoli als kleine Röschen 5 Minuten in Olivenöl braten kann und es dann kaum zu einer Zerstörung der Glucosinolate kommt. Das funktioniert offensichtlich nur mit diesem Öl.

Verwendung

Um bei dieser Menge an gesundheitsfördernden Inhaltsstoffen aus dem Vollen schöpfen zu können, bietet es sich an, Brokkoli regelmäßig in gekeimter Form über den Salat, als Aufstrich aufs Brot oder in den Smoothie zu geben.

Wer nicht ständig bereit ist, ihn selbst zu keimen, kann ihn auch fertig gekeimt und getrocknet kaufen – mit längerer Haltbarkeit. Er macht sich aber auch ungekeimt sehr lecker im Salat oder in einem Gemüsecurry. Wer ihn im Salat nicht roh verzehren will, kann ihn kurz blanchieren – so behält er seine Farbe und bleibt knackig und so bleibt auch gleich noch das Vitamin C erhalten, das in den Microgreens besonders hoch ist.

Was ist beim Keimen von Brokkoli zu beachten?

Brokkoli kann in einem Keimglas oder in einer Keimschale gekeimt werden. Beides funktioniert gut. Beim Keimen im Keimglas bitte darauf achten, dass man nicht zu viele Samen verwendet, weil sie so klein sind. Andernfalls kommt zu wenig Luft an die einzelnen Samen. Als Einfüllmenge reichen 1,5 EL völlig. Wichtig ist, beim Durchspülen immer gut durchzuschütteln, damit die Samen, nachdem sich die ersten Sprossen gebildet haben, nicht verklumpen.

Beim Keimen in der Keimschale werden die Samen dicht nebeneinander-, aber nicht übereinandergelegt. Sie werden nun zweimal täglich mit etwas Wasser besprüht, damit sie feucht bleiben. Bitte achten Sie darauf, dass die Samen nicht in Wasser ertrinken und damit faulig werden.

Brokkolisamen brauchen gut eine Woche, bis sie als Microgreens erntereif sind. Genauso kann man übrigens Kresse, Radieschen, Rettich, Rucola und Senf keimen. Kresse ist dabei besonders gut zu keimen. Die stark schleimenden Samen verhindern das zu schnelle Austrocknen.

Einweichzeit: bei beiden Keimverfahren 6–8 Stunden

BUCHWEIZEN – GLUTENFREI UND VIELSEITIG

Echter Buchweizen, auch Heidekorn genannt, ist ein Pseudogetreide und gehört zu den Knöterichgewächsen. Er stammt ursprünglich aus Asien, kam im 14. Jahrhundert nach Deutschland und war hier ein wichtiges Grundnahrungsmittel, weil er auch auf kargen Böden wächst. Schließlich verlor er mit der Einführung der Kartoffel ab dem 17. Jahrhundert an Bedeutung. Früher galt er als »Arme-Leute-Essen«.

Wie alle Getreide und Pseudogetreide hat Buchweizen übrigens bei Basenfasten nichts zu suchen, es sei denn, er ist gekeimt. Im Vergleich zu Weizen, Roggen und Dinkel ist er allerdings weniger säurebildend und gilt daher für die Zeit nach dem Basenfasten als guter Säurebildner **(Seite 28)**.

Benefits

Buchweizen ist wie alle Pseudogetreide glutenfrei und eignet sich damit als Ersatzgetreide für Menschen mit Zöliakie oder mit einer nichtzöliakischen Glutensensitivität. So klein der Stärkekörper von Buchweizen auch ist, so hoch ist sein Anteil an Mineralstoffen, Spurenelementen und Vitaminen. Mit einem Kaliumgehalt von 390 mg pro 100 g kann er mit Bananen mithalten, die 370 mg pro 100 g an Kalium aufweisen. Auch die Spurenelemente Mangan und Molybdän, die ähnlich dem Zink für viele Enzymfunktionen wichtig sind, weisen in Buchweizen einen auffallend hohen Gehalt auf. Sein Eisengehalt liegt bei 3,5 g pro 100 g und mit seinem Zinkgehalt von 2,7 mg decken 100 g gekeimter Buchweizen ca. 1/3 des Tagesbedarfs an Zink bei Frauen, ausgehend von einer mittleren Phytatzufuhr (**Seite 50 f.**, Phytinsäure). Durch das Keimen sinkt auch bei Buchweizen der Phytinsäuregehalt, der Mineralstoffgehalt steigt dagegen um 13 bis 16 Prozent.

Wir haben von gekeimtem und ungekeimtem Buchweizen Analysen in Auftrag gegeben. Der gekeimte Buchweizen enthielt

- 13 Prozent mehr Kalzium,
- 16 Prozent mehr Kalium und
- 15 Prozent mehr Magnesium

als ungekeimter Buchweizen der gleichen Ernte. Auch Enzyme, die Kohlenhydrate verdauen (Amylasen) und die beim Keimprozess entstehen, konnten in unseren Analysen nachgewiesen werden.

Buchweizen punktet aber auch durch seinen Inhaltsstoff Rutin, weshalb er 1999 Arzneipflanze des Jahres war. Rutin wird in der Naturheilkunde gegen Venenschwäche eingesetzt. Man konnte auch blutzuckerspiegelsenkende Wirkungen beobachten. Nicht zu verachten ist auch der Eiweißgehalt von Buchweizen. Getreide, vor allem Pseudogetreide, werden bei der Suche nach eiweißhaltigen Lebensmitteln üblicherweise gern mal übersehen.

Gekeimter Buchweizen kann mit einem mittleren Eiweißgehalt von 10,4 Prozent wesentlich zur Eiweißversorgung beitragen. Was dabei immer unterschätzt wird: Pflanzliches Eiweiß steht tierischem Eiweiß in nichts nach – es finden sich bei Buchweizen, bei Hafer und auch bei den Hülsenfrüchten alle essenziellen Aminosäuren, also die Aminosäuren, die wir nur über die Nahrung bekommen können. (Quelle: Souci/Fachmann/Kraut)

Verwendung

Am einfachsten ist die Anwendung beim Frühstück: Einfach über das Müsli streuen und schon ist das Müsli verzehrfertig. Auch zu Smoothies passt gekeimter Buchweizen gut. Mittags eignet er sich prima als Salattopping. Sehr lecker sind auch Blumenkohlfrikadellen oder das Kürbisrisotto auf **Seite 111**. Als gekeimtes Buchweizenmehl lässt sich auch leckeres Basisches backen, beispielsweise die Tartelette mit Banane-Heidelbeer-Creme auf **Seite 118**.

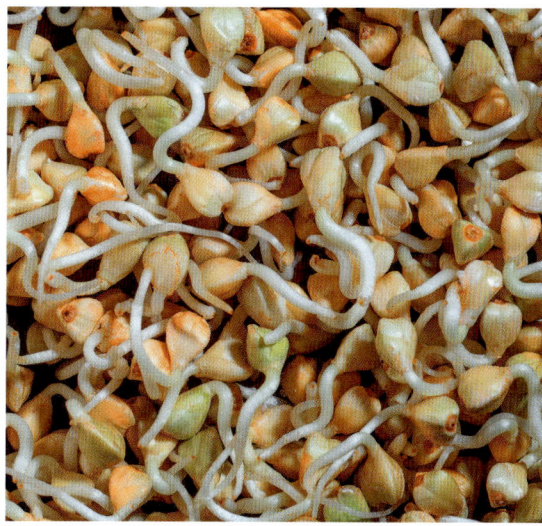

Kalzium, Kalium und Magnesium: Gekeimter Buchweizen hat eine tolle Mineralstoffbilanz.

Was ist beim Keimen von Buchweizen zu beachten?

Buchweizen zu keimen, ist nicht so ganz ohne, denn er mag es am Anfang seiner Keimphase gern dunkel. Wenn er bei Licht gekeimt wird, kann der Prozess länger dauern. Da die kleinen Körnchen öfter mal beschädigt sind, ist es hier besonders wichtig, sie nach dem Waschen und Wässern gut zu verlesen, denn je mehr nicht keimfähige Anteile dabei sind, umso schneller entsteht Schimmel.

Einweichzeit: ca. 2 Stunden, am besten mit einem Tuch abgedeckt, damit der Buchweizen in der Einweichphase dunkel steht. Es geht aber auch ohne Abdunkelung.

DINKEL – DER BESSERE WEIZEN

Dinkel – auch er beim Basenfasten nur in gekeimter Form – ist ein Getreide, das zu den Süßgräsern und zur Gattung des Weizens gehört. Dinkel ist bei uns schon immer besser gewachsen als Weizen, denn er kommt mit dem feuchten und vergleichsweise kühlen Klima in Deutschland besser klar und wächst auch in kargen und rauen Gebieten bis in die Berge hinein. Bis zum Beginn der Industrialisierung wurde in Deutschland daher vor allem Dinkel angebaut. Ortsnamen wie »Dinkelsbühl« oder »Dinkelscherben« weisen noch auf die frühere Bedeutung des Dinkels hin. Der viel anspruchsvollere Weizen bevorzugt wärmeres Klima und würde sich unbearbeitet bei uns nicht wohlfühlen – zumindest vor dem Klimawandel hätte er sich nicht wohlgefühlt. Mit Beginn der Industrialisierung

Schon ungekeimt ist Dinkel gut verträglich – und erst recht, wenn er gekeimt ist. Auch mit seinem hohen Eiweißgehalt kann er beeindrucken.

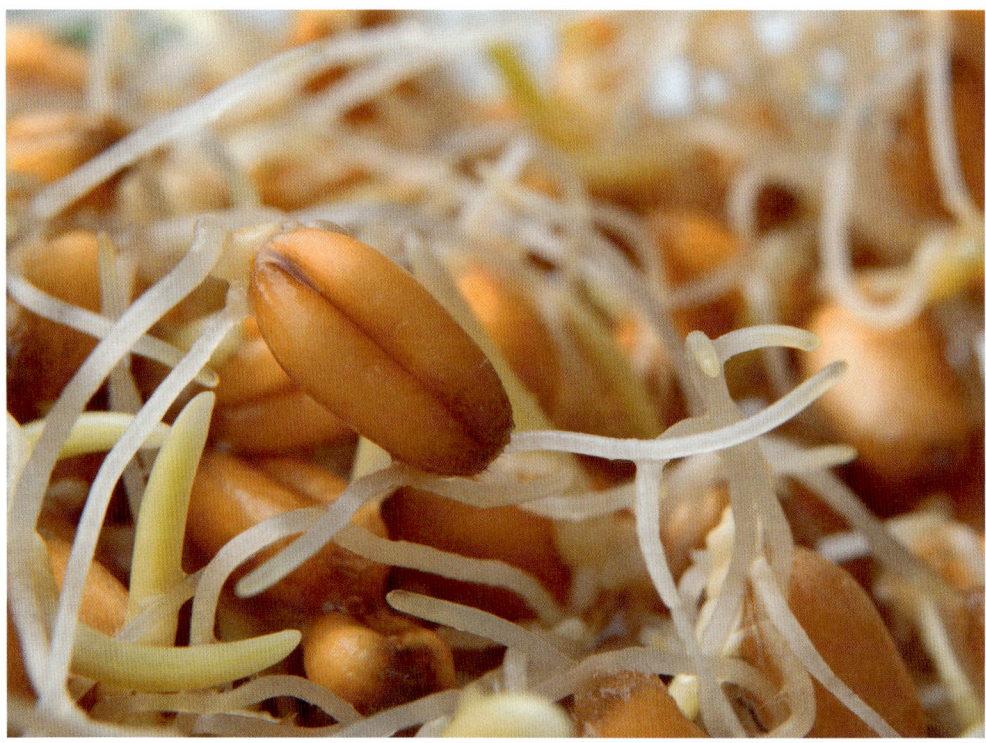

wurde dann das Saatgut des Weizens so lange verändert, bis es besser zu unserem damaligen Klima passte.

Dass Dinkel heute nicht mehr in so großem Stil wie Weizen angebaut wird, hat damit zu tun, dass mit ihm keine so üppigen Erträge erzielt werden können wie mit dem klassischen Weizen. Jenseits dieser wirtschaftlichen Faktoren spricht allerdings einiges für die Verwendung von Dinkel.

Benefits

Obwohl Dinkel mehr Gluten als Weizen und Hafer enthält, wird er schon in ungekeimter Form von vielen Menschen, die auf Gluten im Weizen überempfindlich reagieren, erstaunlicherweise gut vertragen. Das habe ich in all den Jahren Beratungstätigkeit in meiner Praxis immer wieder erfahren dürfen. Der durchschnittliche Glutengehalt beträgt

- bei Weizen: 9,8 g pro 100 g
- bei Hafer: 4,5 g pro 100 g
- bei Dinkel: 7,7 g pro 100 g

Menschen, die einen empfindlichen Magen-Darm-Trakt haben, berichten oft, dass Dinkel bekömmlicher sei. Sehr häufig haben Patienten in meiner Sprechstunde erzählt, dass sie glutenempfindlich sind und sofort mit Magen-Darm-Beschwerden auf weizenhaltige Lebensmittel reagieren. Diese Reaktionen sind bei dinkelhaltigen Lebensmitteln nicht aufgetreten. Wer daher weiß, dass er Weizen nicht gut verträgt, kann einen Versuch mit Dinkel oder Hafer wagen.

Die bessere Verträglichkeit von Dinkel wird durch das Keimen noch zusätzlich erhöht. Dinkel hat darüber hinaus einiges an Eiweiß zu bieten. Unseren Analysen zufolge gehört er mit seinem Eiweißgehalt von 15,5 Prozent zu den proteinreichsten Getreidesorten. Zum Vergleich: Weizen hat 10 Prozent, Hafer 10 Prozent – unsere gekeimten Haferflocken haben einen Proteingehalt von 13 Prozent. Auch der Mineralstoffgehalt ist wie immer beim Keimen im gekeimten Dinkel erhöht.

Verwendung

Gekeimter Dinkel kann wie Reis mit Gemüse zubereitet werden. In Form von gekeimten Dinkelflocken macht sich Dinkel darüber hinaus prima in jedem basischen Müsli oder im basischen Porridge – siehe das Rezept Sanddornporridge auf **Seite 89**.

Was ist beim Keimen von Dinkel zu beachten?

Dinkel ist wie Hafer von einem harten Spelz umgeben. Dieser wird maschinell entfernt (entspelzt), was die Keimanlage teilweise beschädigt. Damit es nicht zur Schimmelbildung der nicht keimfähigen Körner kommt, muss man nach 2 Tagen die Körner entfernen, die keinen Keimprozess erkennen lassen. Gekeimten Dinkel gibt es – in Bioqualität – in Flockenform mittlerweile auch fertig zu kaufen.

Einweichzeit: 10–12 Stunden

HAFER – SUPERFOOD NICHT NUR FÜR DEN DARM

Der zu den Süßgräsern zählende Hafer ist schon seit dem Altertum als Kulturpflanze bekannt und wächst auch gut in Nordeuropa, weil er viel Feuchtigkeit braucht. Er ist das Frühstücksgetreide der Europäer – und das zu Recht. Wenn ich als Kind meinen Puppen mein Lieblingsmüsli zubereitete, zerdrückte ich eine Banane, rieb einen Apfel, fügte den Saft einer halben Zitrone dazu und mischte einige Esslöffel Haferflocken darunter. Früh übt sich …

Schon als ich 1997 Basenfasten entwickelte, habe ich gekeimte Saaten, Hülsenfrüchte und Getreide empfohlen – zum Selbstkeimen. Zu kaufen gab es sie nur selten.

Umso mehr freue ich mich, dass es nun gekeimte Haferflocken in Bioqualität gibt – denn sie sind ein Basic für die gesunde und basenreiche Ernährung. Ungekeimt gelten Haferflocken sowohl nach den alten Ragnar-Berg-Tabellen als auch nach Remer und Manz als Säurebildner. Da sie so voller gesundheitsfördernder Inhaltsstoffe stecken, bezeichne ich sie als »gute Säurebildner« (**Seite 28**).

Benefits

Hafer wird in der Naturheilkunde bei Nervosität und Schlafstörungen angewendet. Aufgrund seines hohen Kieselsäuregehalts wird er als grüner Hafertee auch in nierenstärkenden Zubereitungen verwendet. Hafer ist zudem sehr eisenhaltig. 100 g Hafer decken ein Drittel des täglichen Eisenbedarfs von Frauen. Wie die meisten Vollkorngetreide weist Hafer auch viel Zink, Mangan und Vitamine der B-Gruppe in seinen Randschichten auf. Der Eiweißgehalt ist beachtlich. Je nach Sorte schwankt er zwischen 8 und 12,5 Prozent. Wie schon beim Buchweizen ausgeführt (**Seite 66 f.**), steht pflanzliches Eiweiß tierischem in nichts nach. Auch die Aminosäure Tyrosin – für die gute Laune – ist ausreichend im Hafer vorhanden.

Was ebenso kaum Beachtung findet, ist der Fettgehalt von Hafer: Er ist das Getreide mit dem höchsten Fettgehalt. Neben 4,5 Prozent gesättigten Fettsäuren enthält er 2,5 Prozent Linolsäure, eine einfach ungesättigte Fettsäure, die ein wesentlicher Bestandteil der Ceramide, insbesondere von Ceramid I, in der Hornschicht der Haut ist. Bei Linolsäuremangel kommt es zu trockener und schuppiger Haut.

Auch bei den Ballaststoffen hat Hafer einiges zu bieten: Die im Hafer vorkommenden Beta-Glucane (4,5 g pro 100 g) wirken dem Ansteigen des Blutzuckerspiegels entgegen. Es gibt Studien, die zeigen, dass Diabetiker mit zwei Hafertagen im Monat ihren Insulinbedarf um ein Drittel senken können. Die Beta-Glucane schützen aber auch die Darmschleimhaut und tragen nicht zuletzt zur Senkung des Cholesterinspiegels bei.

Auch resistente Stärke ist ein im Hafer vorkommender Ballaststoff, der wichtig für die Ernährung der Darmzellen ist (**Seite 47**).

DIE 10 BESTEN SAATEN ZUM KEIMEN

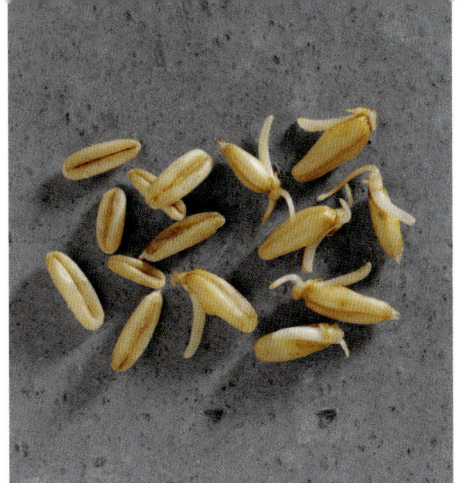

Ein beachtlicher Eisengehalt ist nur einer von vielen Vorzügen des gekeimten Hafers.

Was ist beim Keimen von Hafer zu beachten?

Wie Dinkel ist auch Hafer von einem harten Spelz umgeben und auch hier ist die Keimanlage gefährdet. Es gilt daher wie beim Dinkel: Damit es nicht zur Schimmelbildung der nicht keimfähigen Körner kommt, muss man nach zwei Tagen die Körner entfernen, die keinen Keimprozess erkennen lassen. Hafer reagiert auch sehr empfindlich auf Staunässe. Gekeimten Hafer gibt es in Bioqualität in Flockenform oder als Porridge inzwischen auch fertig zu kaufen.

Einweichzeit: 8–10 Stunden

Im gekeimten Hafer, aber auch in anderen gekeimten Getreiden haben wir einen deutlich erhöhten Gehalt an Kalzium, Magnesium, Kalium, aber auch an Eisen und Zink gefunden. Bekannt ist auch aus Forschungen an anderen Getreiden und Saaten, dass sich der Gehalt an ungesättigten Fettsäuren beim Keimprozess erhöht. Zudem ist bei unseren Untersuchungen eine erhöhte Amylasenaktivität gefunden worden, was die Verdaulichkeit des Hafers verbessert.

Verwendung

Gekeimter Hafer in Flockenform gehört auch beim Basenfasten und bei der basischen Ernährung als Müsli oder Porridge zum Frühstück, wie das Beeren-Porridge auf **Seite 88**. Sie können aber auch mal eine Suppe damit anreichern oder einen Salat wie den Rotkohl-Postelein-Salat auf **Seite 92**.

EINE BESONDERHEIT DES HAFERS

Die Avenaanthramide (AVA) sind phenolische Alkaloide, und die kommen vor allem im Hafer vor. Wie die meisten sekundären Pflanzenstoffe weisen sie antioxidative, antientzündliche und antiartheriosklerotische Eigenschaften auf. Bedeutsam sind sie aber wegen ihrer hemmenden Wirkung auf IgE-vermittelte allergische Sofortreaktionen. Eine Untersuchung vom Februar 2020 konnte darüber hinaus den entzündungshemmenden und präventiven Effekt in Bezug auf Dickdarmkrebs mit gekeimtem Hafer bestätigen.

HIRSE – DER KIESELSÄURE-LIEFERANT

Hirse ist eigentlich ein Sammelbegriff für kleine Getreidekörner, die zu den Süßgräsern gehören und von einem Spelz umhüllt sind. Das, was wir als Hirse kennen, sind die sogenannten Millethirsen, also Rispenhirsen. Sowohl die Goldhirse als auch die Braunhirse gehören dazu. Sie werden auch als echte Hirsen bezeichnet. Es gibt etwa 400 Hirsesorten, die kleinste davon ist Teff, die Zwerghirse. Der Name »Hirse« kommt vom indogermanischen Wort für »Sättigung, Nährung, Nahrhaftigkeit«. Hirse gehört zu den ältesten und widerstandsfähigsten Getreidearten, hält auch Dürreperioden aus und gilt als Urform der Nährpflanze. Hirse ist glutenfrei, weshalb sie für Menschen mit Zöliakie oder nichtzöliakischer Glutensensitivität ein wertvoller Getreideersatz ist. Schon vor 8 000 Jahren hat man aus Hirse Fladenbrot hergestellt, die Zwerghirse wird in Äthiopien bis heute für die Herstellung von Fladenbrot verwendet. Überhaupt ist Hirse nach wie vor ein Grundnahrungsmittel in Äthiopien.

Benefits

Wie bei allen Getreidesorten schwankt der Eiweißgehalt der Hirse ebenfalls und liegt zwischen 9,8 g und 13,8 g pro 100 g. Auch Hirse enthält viel Eisen und Zink.
Die Schale der kleinen Hirsekörner ist auffallend hart, was an ihrem hohen Gehalt an Kieselsäure (Silicea) liegt.

Die Bedeutung von Kieselsäure für Haut, Haare, Nägel, Bindegewebe, Knochen und Gelenke ist seit Langem bekannt. Auch gegen Cellulite ist Kieselsäure hilfreich. Weniger bekannt ist, dass Kieselsäure im Bindegewebe auch die Fresszellen des Immunsystems stimuliert. Kieselsäure hat in der Naturheilkunde zudem eine starke Beziehung zur Niere. Der an Flussläufen oft zu findende Ackerschachtelhalm enthält viel Kieselsäure und wird gern in Tees und Tropfen für die Nieren, vor allem gegen Nierensteine verwendet.
In der anthroposophischen Medizin sieht man den Kieselsäureprozess als einen strukturgebenden und wärmenden Prozess im menschlichen Organismus, der auch vor zu viel Außenreizen schützt. Man betrachtet den menschlichen Organismus als von einer feinen Kieselstruktur durchzogen, die sowohl innere Organe als auch Haut, Haare, Nägel und Augen mit einer Art Kieselmantel umhüllt. Durch Ernährung mit Hirse – heute wissen wir, dass auch Quinoa und Braunhirse kieselsäurehaltig sind – aktiviert man diesen Prozess. (Quelle: Dr. Udo Renzenbrink: Die sieben Getreide, Rudolf Geering Verlag, 1981, Dornach)
Obwohl die sich in der harten Hülle befindende Kieselsäure so gesund ist, wird Hirse im Handel geschält angeboten, denn diese harte Schale ist nicht verdaulich für uns. Wie gut, dass wir die Hirse keimen können! Durch den Keimprozess wird die Schale aufgebrochen und auf diese Weise der Verdauungsprozess

DIE 10 BESTEN SAATEN ZUM KEIMEN

in Gang gesetzt, wie immer beim Keimen. Das macht sie leichter verdaulich.

Verwendung

Auch wenn die Meinungen hier auseinandergehen, die gekeimte Hirse kann roh oder gekocht verwendet werden. Das Kochen dauert allerdings länger, als wir es von der geschälten Hirse gewohnt sind: nämlich etwa 35 Minuten. Danach lasse ich sie noch einige Minuten lang nachquellen. Wenn Sie die gekeimte Hirse roh verwenden möchten und sie zu hart ist, dann können Sie die Hirse in einer Getreidemühle oder in einer alten Kaffeemühle schroten oder mahlen. So passt sie auch gut in einen Smoothie.

Was ist beim Keimen von Hirse zu beachten?

Es gilt das Gleiche wie bei Dinkel: Damit es bei der geschälten Ware nicht zur Schimmelbildung der nicht keimfähigen Körner kommt, muss man nach zwei Tagen die Körner entfernen, die keinen Keimprozess erkennen lassen. Das Keimen ist wie bei Braunhirse nicht besonders schwierig. Ich persönlich finde Braunhirse leichter zu keimen als Hirse, was vermutlich daran liegt, dass die Schale nicht so hart ist wie bei Hirse. Deshalb greife ich auf gekeimte Hirse lieber in getrockneter Form zurück.

Einweichzeit: 8–10 Stunden, Braunhirse ca. 12 Stunden

Erst durch den Keimprozess kommen wir in den vollständigen Genuss der in der Hirse reichlich vorhandenen Kieselsäure, die Haut, Haaren, Nägeln, Bindegewebe, Knochen und Gelenken so guttut.

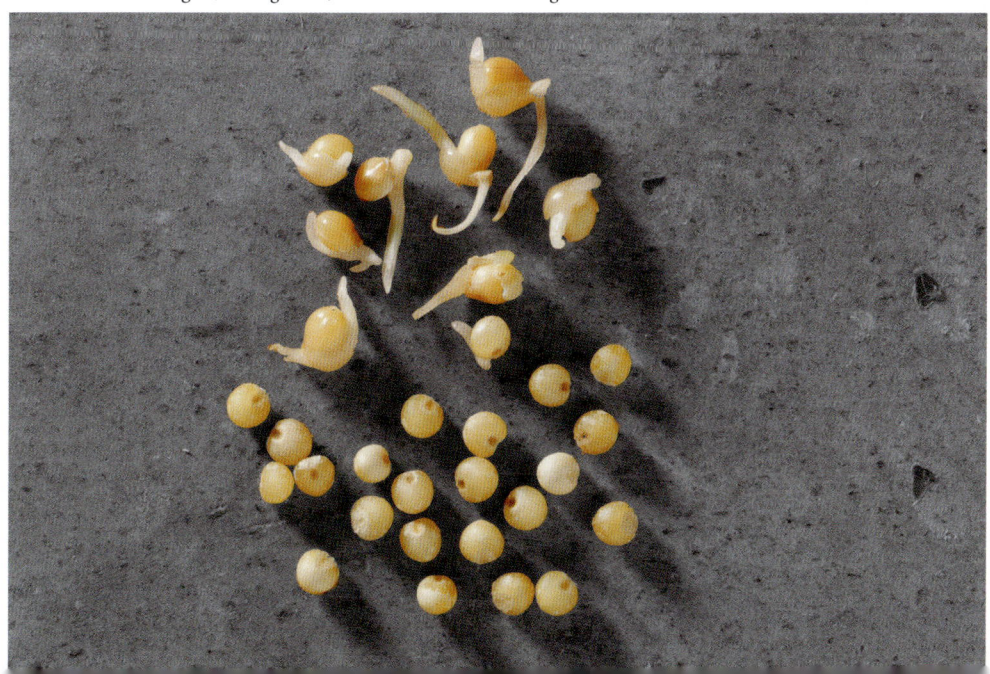

KICHERERBSEN – SUPERLEICHT ZU KEIMEN

Auch Kichererbsen gehören zu den Hülsenfrüchten und sind in wärmeren Regionen beheimatet. Sie dienen seit jeher als Nutzpflanzen. In gekeimter Form kommen sie auch beim Basenfasten auf den Tisch, sorgen für Sättigung und liefern die nötigen Proteine.

Benefits

Mit einem Proteingehalt von 19 g pro 100 g bieten Kichererben mehr Eiweiß als die gleiche Menge an Kalbsniere. Dazu kommen die wichtigen essenziellen Aminosäuren. Durch das Keimen verschwinden auch hier die für die Gelenke so belastenden Purine (**Seite 77**). Außerdem gibt es eine beachtliche Menge an Eisen, Zink und Mangan. 163 g Kichererbsen decken den täglichen Eisenbedarf eines erwachsenen Mannes. Mit 755 mg Kalium pro 100 g kommen weder Kartoffeln (420 mg) noch Bananen (370 mg) mit. 100 g Kichererbsen liefern nebenbei etwa so viel Kalzium wie 100 g Milch. Mit 340 Mikrogramm pro 100 g ist die Kichererbse ganz oben bei den Folsäurelieferanten dabei. Auch die übrigen B-Vitamine sind gut vertreten. Und wie zahlreiche Untersuchungen zeigen, vermehren sich diese Inhaltsstoffe beim Keimen.

Verwendung

Kichererbsen kennen wir vor allem aus der arabischen Küche, als Hummus oder als Falafel. Diese lassen sich für die basische Küche auch aus gekeimten Kichererbsen herstellen. Selbst für Pizza, würzige Waffeln und Frikadellen (Rezept **Seite 113**) kann man gekeimtes Kichererbsenmehl nehmen, das es auch fertig zu kaufen gibt.

Wichtig ist wie bei allen Hülsenfrüchten, die gekeimten Kichererbsen nicht roh zu verzehren.

Was ist beim Keimen von Kichererbsen zu beachten?

Kichererbsen zu keimen ist wirklich kinderleicht. Bei diesen gelben Samen, die fast so groß wie Haselnüsse sind, sieht man auf einen Blick, ob eine beschädigte dabei ist. Sie kommen auch nicht in Bedrängnis, wenn man das Keimglas zu einem Drittel mit ihnen füllt. Nur mehr sollte es nicht sein, weil sie in der Einweichphase sehr stark aufquellen. Sie keimen ebenso schnell wie Linsen – man kann ihnen förmlich beim Wachsen zuschauen.
Einweichzeit: ca. 12 Stunden

Reich an Proteinen und an Eisen, Zink und Mangan: Kichererbsenkeimlinge.

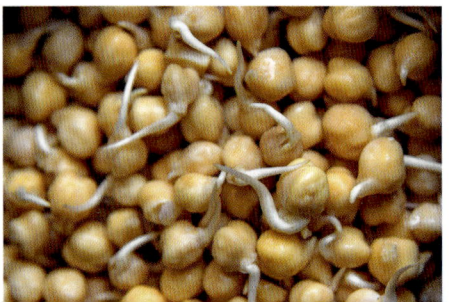

LEINSAMEN – KLEINES KORN, GROSSE WIRKUNG

Leinsamen zu keimen, ist eine schlaue Idee. Dieser stark schleimende Samen wird von unserem Verdauungsapparat nur sehr schwer erobert, weshalb man ihn für gewöhnlich vor dem Verzehr schrotet. Dazu gleich mehr. Leinsamen gehört zu den Saaten, die mit dem höchsten Gehalt an mehrfach ungesättigten Fettsäuren punkten, genauer gesagt der Alpha-Linolensäure, einer Omega-3-Fettsäure. Deren umfassende positiven Wirkungen auf den Stoffwechsel, auch auf den Fettstoffwechsel, und ihre antientzündlichen Eigenschaften haben die Alpha-Linolensäure zu einem beliebten Nahrungsergänzungsmittel werden lassen. Auch da gilt es zu beachten, dass der Fettstoffwechsel sehr komplex ist und es nichts bringt, eine einzelne Substanz zu hoch zu dosieren. Ich bevorzuge die Einnahme immer im Verbund mit Lebensmitteln wie Leinsamen, Walnuss, Hanf- oder Chiasamen.

Mehrfach ungesättigte Fettsäuren heißen so, weil sie mehrere Doppelbindungen haben, die nur leider instabil sind und bei zu viel Hitze und Licht schnell zerstört werden. Man erkennt das schnell am ranzigen Geruch – die gesundheitlichen Benefits sind dann dahin. Wenn man die Samen schrotet und innerhalb von zwei bis drei Tagen verzehrt, ist es am optimalsten. Doch wer macht das schon?

> ### EIN HOCHWIRKSAMER SEKUNDÄRER PFLANZENSTOFF
>
> Erwähnenswert ist der Gehalt an Secoisolariciresinol, was zu den sekundären Pflanzenstoffen, genauer zu den Polyphenolen, gehört.
> Mit 326 mg pro 100 g sind Leinsamen mit Abstand das Lebensmittel mit dem höchsten Gehalt (Quelle: Souci/Fachmann/Kraut). Englische Quellen geben sogar einen Gehalt von 369 mg pro 100 g an.
> Dieses Polyphenol gehört zu den Lignanen und ist weniger bekannt als andere sekundäre Pflanzenstoffe. Dabei sind seine gesundheitlichen Effekte ganz ähnlich wie die der Glucosinolate. Sie wirken antioxidativ, antientzündlich und schützen vor Arthrose, Krebs und vor Herz-Kreislauf-Erkrankungen. (Quelle: International Journal of Pharmaceutic Sciences and Drug Research, 1/2012)
> Sowohl Secoisolariciresinol als auch andere Polyphenole zeigten in zahlreichen Studien, dass sie zur Prävention von Diabetes Typ 2 geeignet sind, da sie einen günstigen Einfluss auf den Glukosestoffwechsel ausüben.
> Der Secoisolariciresinolgehalt tritt übrigens stets zusammen mit einem hohen Mataiosresinolgehalt auf, dem man die gleichen Wirkungen nachsagt. Leinsamen hat also bemerkenswerterweise auch in diesem Fall einen extrem hohen Gehalt vorzuweisen. Allerdings stecken hier die Forschungen noch in den Kinderschuhen.

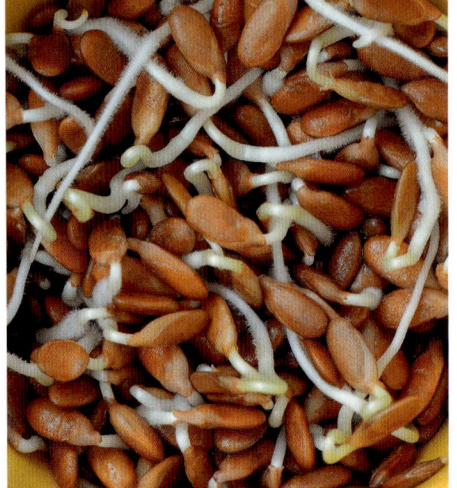

Mit Leinsamenkeimlingen lässt sich sehr gut die Verdauung ankurbeln.

Überall in den Regalen findet man geschroteten Leinsamen monatelang herumstehen. Daher empfehle ich, Leinsamen frisch und in sehr kleinen Portionen zu schroten. So riecht er köstlich nussig – also bitte nie geschroteten Leinsamen verwenden, der nicht so nussig riecht. Mit einer Kaffeemühle oder einem Hochleistungsmixer kann man Leinsamen zu Hause frisch schroten.

Der Vorteil des Keimens liegt aber nicht nur in der besseren Verwertung des Samens. Leinsamen enthalten neben den mehrfach ungesättigten Fettsäuren auch sehr viele Mineralstoffe. Nennenswert sind hier die Menge an Kalium und Kalzium. An Vitaminen sind es vor allem die B-Vitamine, wie bei den meisten Nüssen und nussartigen Saaten.

Auch wenn man Leinsamen nicht in großen Mengen isst, so ist der Gehalt an 28,8 Prozent Protein doch bemerkenswert. Nicht zu vernachlässigen sind die 38,8 Prozent Ballaststoffe, weshalb man Leinsamen gern zur Anregung der Verdauung über das Müsli oder in den Smoothie gibt.

Verwendung

Leinsamen passen über jedes basische Müsli und über jeden Salat. In der basischen Küche finden sie wie auch Chiasamen oder Flohsamen Anwendung zum Verdicken, etwa bei der Herstellung eines basischen Teiges oder für Frikadellen. Wer Leinsamen zur Anregung der Verdauung etwas öfter verzehren möchte, muss unbedingt noch mehr trinken, als es bei Basenfasten ohnehin schon vorgesehen ist. Denn die Wirkung beruht sehr stark auf der Quellfähigkeit und damit Volumenvergrößerung und dem Geschmeidigmachen des Stuhls. Und das klappt nur, wenn genügend Wasser da ist.

Was ist beim Keimen von Leinsamen zu beachten?

Wer Zeit und Lust hat, kann Leinsamen natürlich selbst keimen. Allerdings ist das nichts für Anfänger. Wie auch Chiasamen schleimt er stark, und bevor man die Lust am Keimen verliert, ist es besser, mit »Anfängersamen« zu starten (**Seite 59**). Leinsamen gekeimt gibt es getrocknet zu kaufen und so ist er auch am längsten haltbar. Der frische, selbst gekeimte Leinsamen gelingt am besten in der Keimschale.

Einweichzeit: ca. 4 Stunden

LINSEN – NICHT NUR FÜR DIE EIWEISSVERSORGUNG

Linsen gehören zu den Hülsenfrüchten, und diese stehen beim Basenfasten nur in gekeimter Form auf dem Speiseplan. Von gelb bis fast schwarz – die Sortenvielfalt ist groß bei Linsen. Sie gehören zu den ältesten Kultur- und Nutzpflanzen der Welt und waren vermutlich schon im Alten Ägypten ein Grundnahrungsmittel.

Lange Zeit fristeten sie bei uns jedoch ein stiefmütterliches Dasein und ein Linseneintopf gilt bis heute eher als »Arme-Leute-Essen«. Darüber hinaus enthalten Linsen auch noch Purine, die für Menschen mit rheumatischen Erkrankungen und Gicht nicht zu empfehlen sind.

Sie gehören jedoch zu den pflanzlichen Lebensmitteln mit dem höchsten Proteingehalt. Und je mehr sich Menschen aus unterschiedlichen Gründen vom hohen Fleischkonsum abwenden, umso beliebter werden pflanzliche Eiweißquellen, zu denen hierzulande vor allem die Linsen gehören. Auch bei basischer, vegetarischer und vor allem bei veganer Ernährung ist das Thema Eiweißversorgung ein großes Thema. Denn die wichtigsten pflanzlichen Eiweißquellen sind Hülsenfrüchte, Nüsse, Samen und Kerne, aber auch Getreide. Vor allem Menschen, die privat oder beruflich viel Sport betreiben, ist das bedeutsam. Und so erfreuen sich Linsen zunehmender Beliebtheit, Sorten wie die Belugalinse sind sogar in der Sterneküche beliebt.

Benefits

Ihr hoher Eiweißgehalt macht Linsen wie auch andere Hülsenfrüchte zu einer echten Fleischalternative – je nach Sorte liegt der Eiweißgehalt bei etwa 24 Prozent.

Beim Keimen reduzieren sich die Purine. Denn diese sind wasserlöslich und gelangen schon beim mehrstündigen Einweichen der Linsen und auch anderer Hülsenfrüchte ins Einweichwasser. Beim Keimen werden sie noch mehrmals gespült und das Spülwasser wird abgeschüttet. Somit hat man mit dem Keimen einen unschlagbaren Vorteil: einen Eiweißgehalt wie bei Fleisch, aber keine Purine mehr. Besser geht's nicht.

Pflanzliche Lebensmittel enthalten immer auch sogenannte Antinährstoffe, die der Pflanze das Überleben sichern und beispielsweise dem Schutz vor Krankheiten und Schädlingen dienen. Solche Antinährstoffe sind Lektine und Phytinsäure. Man bezeichnet sie auch als gesundheitsschädliche Inhaltsstoffe. Phytinsäure ist von vielen Vollkornkritikern gefürchtet, weil sie Mineralstoffe wie Eisen und Zink an sich bindet – diese Verbindungen nennt man Phytate. Je nach Linsensorte kommt sie in Konzentrationen von 0,1 bis 6 Prozent vor. Auch bei Getreiden schwankt die Konzentration – leider gibt es dazu keine zuverlässigen Listen.

Aber die gute Nachricht lautet: Beim Keimen werden die Phytate gespalten und die Mineralstoffe wieder frei, auch die Phytinsäure wird abgebaut.

Lektine – im Fall der Linsen sind es Hämagglutinine – sind Proteine, die sich unter anderem an rote Blutkörperchen binden, sie verklumpen und so den Sauerstofftransport hemmen. Inzwischen geht man aber auch von positiven Effekten der Lektine aus – sie sollen verschiedenen Krebserkrankungen vorbeugen. Die Forscher sind sich also auch hier nicht einig. Die gute Nachricht lautet: Durch 15-minütiges Kochen und durchs Keimen werden die Lektine fast vollständig zerstört. Daher sollte man Linsen nicht oder nur in kleinen Mengen roh verzehren.

Eine Vergleichsstudie von 2015 zeigte anhand der grünen Tellerlinse, dass sich beim Keimen der Linsen antioxidative sekundäre Pflanzenstoffe, die zu den Phenolen gehören, signifikant erhöhen. Antioxidative Eigenschaften schützen die Zellen, übrigens auch vor Krebs. Antinährstoffe dagegen wie Gerbstoffe und Phytinsäuren wurden abgebaut, was die Bioverfügbarkeit der Nährstoffe erhöht. Diese Studie kam zu dem Schluss, dass der Keimprozess den Nährwert und die antioxidative Aktivität der Linsen erhöht.

Zellschützende Eigenschaften – damit können gekeimte Linsen punkten.

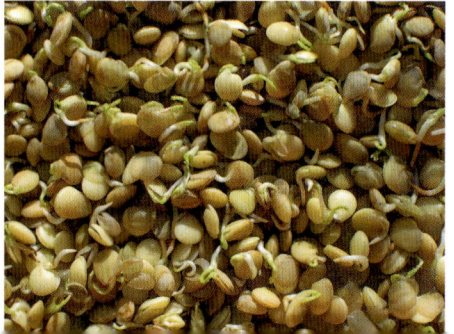

Linsen enthalten besonders viel
- Eiweiß
- Kalium
- Eisen
- Mangan
- Zink
- B-Vitamine

Verwendung

In Indien isst man gern Dhal aus roten Linsen. Kleine Linsensorten wie Belugalinsen (auch Kaviarlinsen genannt), Berglinsen, Puy-Linsen, Chateau-Linsen und die heimische Alb Leisa sind besonders aromatisch. Bei uns sind die grünen Tellerlinsen sehr verbreitet, die nun wirklich weit mehr verdienen, als in einer Suppe zu landen.

Es lassen sich Aufstriche damit zaubern, sie machen sich bestens im Salat und auch eine Frikadelle kann man damit herstellen.

Je nach Sorte schwanken naturgemäß auch die Nährstoffgehalte.

Was ist beim Keimen von Linsen zu beachten?

Linsen zu keimen ist ein Kinderspiel. Sie keimen so schnell, dass die erste Ernte bereits nach zwei Tagen zu erwarten ist (frühestens). Bei der Auswahl der Linsen ist darauf zu achten, dass man eine ungeschälte Sorte wählt. Rote und gelbe Linsen werden im Handel üblicherweise geschält angeboten und keimen dann nicht mehr.

Einweichzeit: ca. 12 Stunden

REIS – GUT FÜRS GEHIRN

Reis ist ja nun wirklich weitverbreitet und gilt vor allem in asiatischen Ländern als Grundnahrungsmittel, geschält und poliert. Das ist eigentlich ein Drama, weil der Reis dadurch genauso wertlos ist wie bei uns das Weißmehl. Denn Vollkornreis zu kochen, dauert den meisten Menschen leider etwas zu lang. Und den Reis keimen? Das lohnt sich.

Benefits

Reis ist allein schon wegen seines hohen Gehalts an Gamma-Aminobuttersäure (GABA) ein lohnenswertes Getreide zum Keimen. Nie davon gehört? Dann wird es höchste Zeit, denn GABA ist gut für jedes Gehirn und wird beim Keimen vermehrt gebildet. Das Wichtigste dazu erfahren Sie auf dieser Seite unten im Extra.

Wie auch bei allen anderen Saaten, die gekeimt werden, punktet Reis mit verdauungsfördernden Enzymen, mehr Mineralstoffen, mehr Spurenelementen, mehr Vitaminen und mehr sekundären Pflanzenstoffen. Unter diesen Antioxidantien finden sich in gekeimtem Reis neben Vitamin E noch zwei weitere, die

GABA – MACHT GUTE LAUNE UND MEHR

Gamma-Aminobuttersäure (GABA) gehört zu den nicht eiweißaufbauenden Aminosäuren und ist einer der bedeutendsten hemmenden Neurotransmitter des Zentralnervensystems. Hier kommt die GABA auch am häufigsten vor. Sie hat eine angst-, schmerz- und krampflösende und außerdem blutdruckstabilisierende Wirkung. Ihre schlaffördernde Wirkung übertrifft sogar die von Melatonin. Ihre hemmende Wirkung für die Signalübertragung ist aber auch in der Bauchspeicheldrüse von Bedeutung und verbessert die Insulinausschüttung. Sogar eine immunmodulierende Wirkung wurde festgestellt und wer genügend GABA hat, der hat weniger an Stimmungsschwankungen und an Heißhungerattacken zu leiden.

Selbstverständlich sollte ein Mangel an GABA vermieden werden. Zum Glück kommt GABA nicht nur im Menschen, sondern auch in Pflanzen vor und es gibt einige Lebensmittel, die dem Körper helfen, genügend GABA aufzubauen. Dazu gehören Nüsse, vor allem Walnüsse, aber auch gekeimte Lebensmittel. Forschungen von 2019 belegen, dass gekeimte Getreide und gekeimte Saaten und auch fermentierte Lebensmittel einen höheren GABA-Gehalt aufweisen als ungekeimte, da sie auch von Milchsäurebakterien produziert wird. Untersucht wurde diesbezüglich vor allem brauner Reis, aber auch Quinoa, die sechsmal mehr GABA enthält als Weizen.

Eine Keimung, die nicht länger als 48 Stunden dauert und bei der die Keimlinge nicht über 60 °C erhitzt werden – Standards, die wir selbst befolgen –, erweist sich nach aktuellem Stand als optimal, auch für andere Inhaltsstoffe.

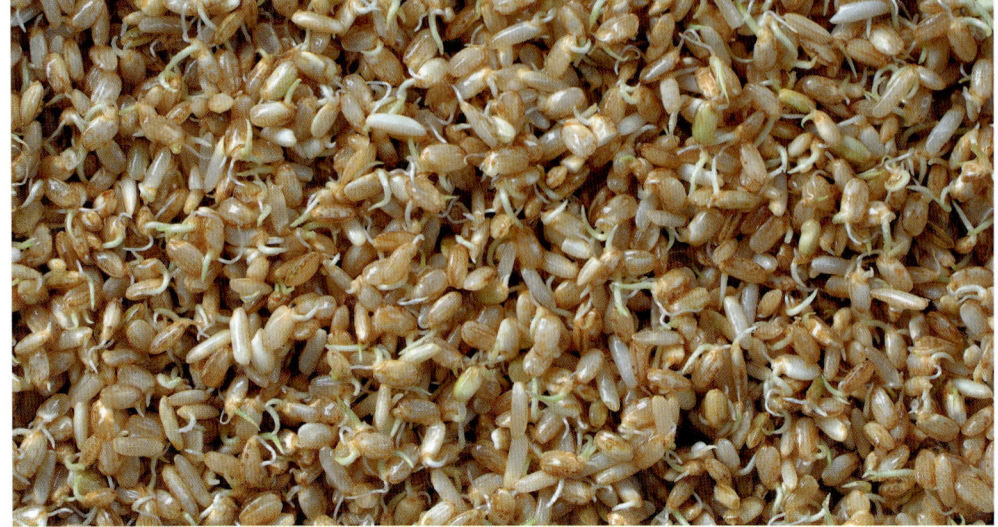

Im ungeschälten Reis steckt die Aminosäure GABA. Vermehrt findet man sie im gekeimten Reis. Bemerkenswert ist sie wegen ihrer angst-, schmerz- und krampflösenden sowie der schlaffördernden Wirkung.

besonders effektiv sind: Ferula-Säure und Gamma-Oryzanol. Die Wirkung der Ferula-Säure wird in Studien so hoch bewertet, dass man sie sogar als Turbobooster für andere Antioxidantien bezeichnet. Das heißt, sie verstärkt die antioxidative Wirkung anderer Inhaltsstoffe, wie im Falle des Reises Vitamin E, sogar noch.

Verwendung

Gekeimter Reis wird genauso verwendet wie ungekeimter Reis. Durch das Keimen und das damit verbundene Aufbrechen der Randschichten benötigt er nicht ganz so lange wie ungekeimter Reis. Seine Kochzeit beträgt ungefähr 20 Minuten.

Da wir beim Basenfasten den Schwerpunkt auf Gemüse legen, kann damit zwar ein Gemüserisotto aus gekeimtem Reis gemacht werden, der Gemüseanteil sollte dabei aber deutlich überwiegen. Auch Gemüsesalat mit gekeimtem Reis ist lecker.

Was ist beim Keimen von Reis zu beachten?

Zum Keimen kann jeder Vollkornreis verwendet werden. Ich empfehle, ihn im Glas zu keimen und vor dem Verzehr zu erhitzen. Der Keimprozess dauert je nach Temperatur im Raum 3 bis 4 Tage. Der Reis nimmt dann einen sehr aromatischen, leicht buttrigen Duft an und ich finde ihn genau in dem Stadium am besten.

Er eignet sich nicht dazu, nach der Keimung im Kühlschrank aufbewahrt zu werden, da er dort schon nach nur einem Tag trocken und hart wird.

Einweichzeit: ca. 12 Stunden

SONNENBLUMENKERNE – DIE VITALSTOFFVERSTÄRKER

Dieser nährstoffhaltige Samen muss endlich mal aus seinem traurigen Dasein auf Weißmehlbroten erlöst werden. Die harten Samenschalen können bei unserer oberflächlichen Kauweise gar nicht optimal aufgeknackt werden und die vielen gesundheitsfördernden Inhaltsstoffe erreichen uns da nur zum Teil, wenn überhaupt.

Benefits

Sonnenblumenkerne tragen mit 22,5 g Eiweiß pro 100 g und einem hohen Kalium-, Magnesium- und Kalziumgehalt bestens zur Nährstoffversorgung bei. In gekeimter Form haben sich bei unseren Analysen diese Mineralstoffe noch einmal deutlich erhöht, am stärksten bei Magnesium: Der gekeimte Kern enthält 66,6 Prozent mehr Magnesium als der ungekeimte. Wie bei den meisten Saaten und Getreiden ist der Anteil der Spurenelemente Eisen, Zink und Mangan sehr hoch. Dazu kommen das Gute-Laune-Vitamin B_1 und das Regenerationsvitamin B_3. Auch das Antioxidans Vitamin E ist ordentlich vertreten.

Verwendung

Gekeimte Sonnenblumenkerne können roh oder leicht geröstet verzehrt werden. Da sie neben den ungesättigten Fettsäuren auch einen relativ hohen Anteil an gesättigten Fettsäuren haben, verkraften sie das Rösten. Sie passen zu jedem Müsli und schmecken prima als Salattopping oder mal einfach so zum Knabbern.

Was ist beim Keimen von Sonnenblumenkernen zu beachten?

Auch Sonnenblumenkerne sind »Anfängersamen«, die man im Keimglas zieht. Es geht kinderleicht und macht tatsächlich auch mit Kindern Spaß, beim schnellen Wachsen zuzuschauen, denn sie keimen sehr schnell. Wer den einen oder anderen Kern im Frühling in einen Blumentopf steckt, hat nach einiger Zeit gleich auch noch ganze Sonnenblumen auf dem Balkon.

Einweichzeit: 6–8 Stunden

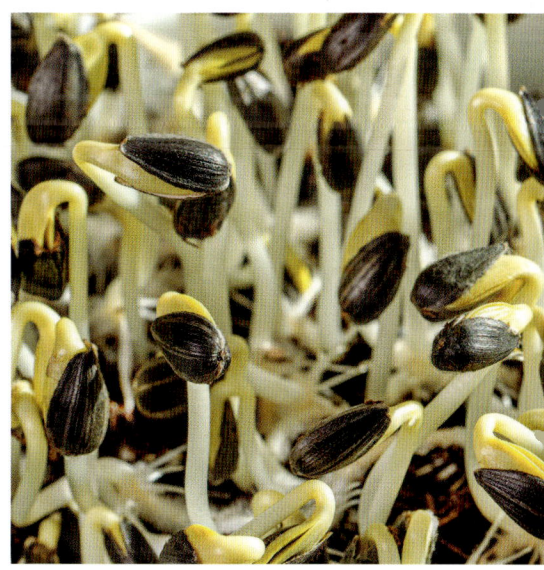

Sonnenblumenkernkeimlinge gibt es in vielen Schattierungen: von dunkel-gestreift, wie hier, bis hellgrau.

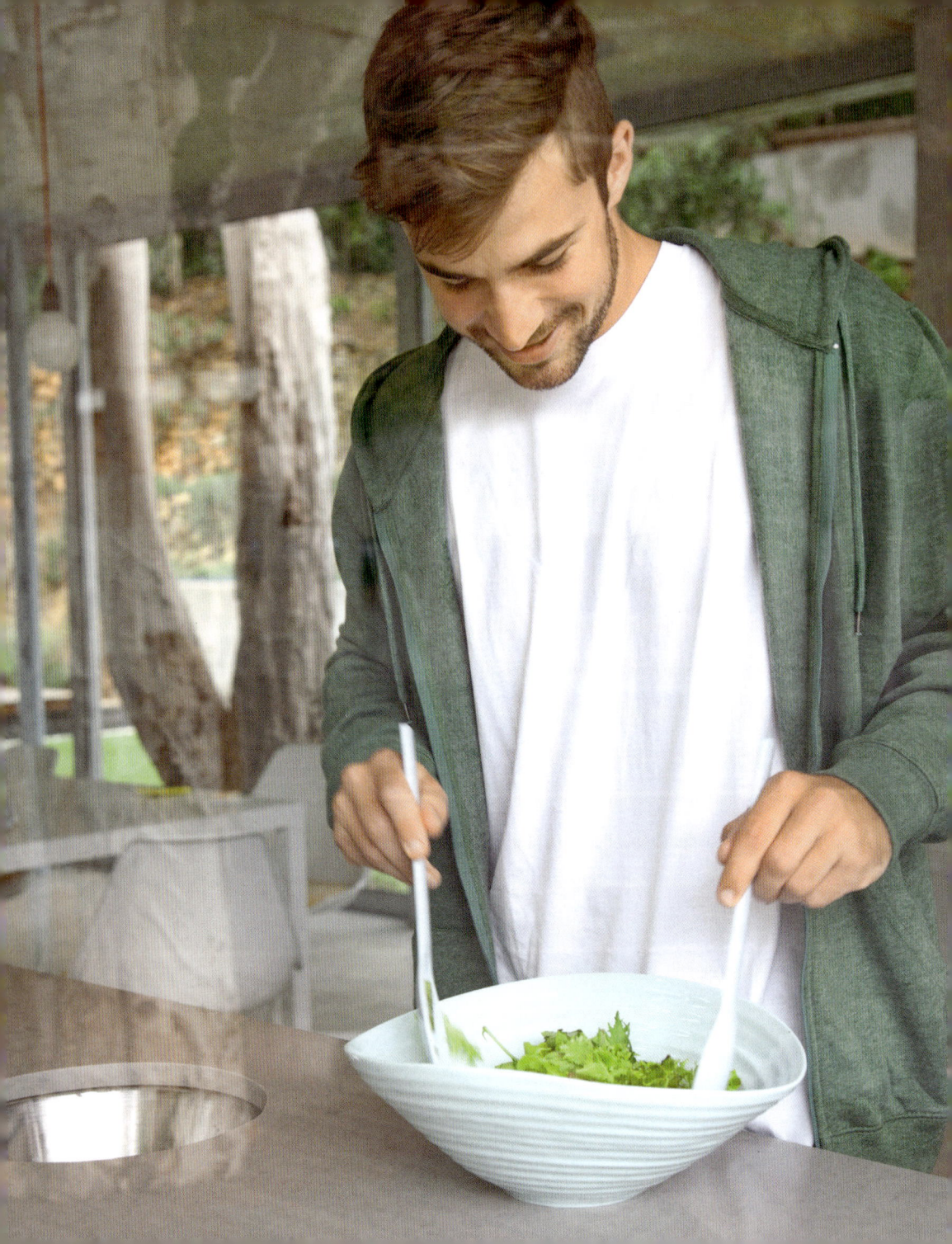

REZEPTE

Diese basischen Rezepte enthalten wertvolle Nährstoffe in Fülle! Wenn Sie jeden Tag eine Mahlzeit mit einem dieser Gerichte zu sich nehmen und darauf achten, dass die übrigen Mahlzeiten nicht allzu »sauer« sind, können Sie Nahrungsergänzungsmittel getrost verabschieden.

FRÜHSTÜCK
84

SALATE FÜR MITTAGS
90

SUPPEN FÜR MITTAGS UND ABENDS
98

GEMÜSE FÜR MITTAGS UND ABENDS
104

SNACKS & DESSERTS
116

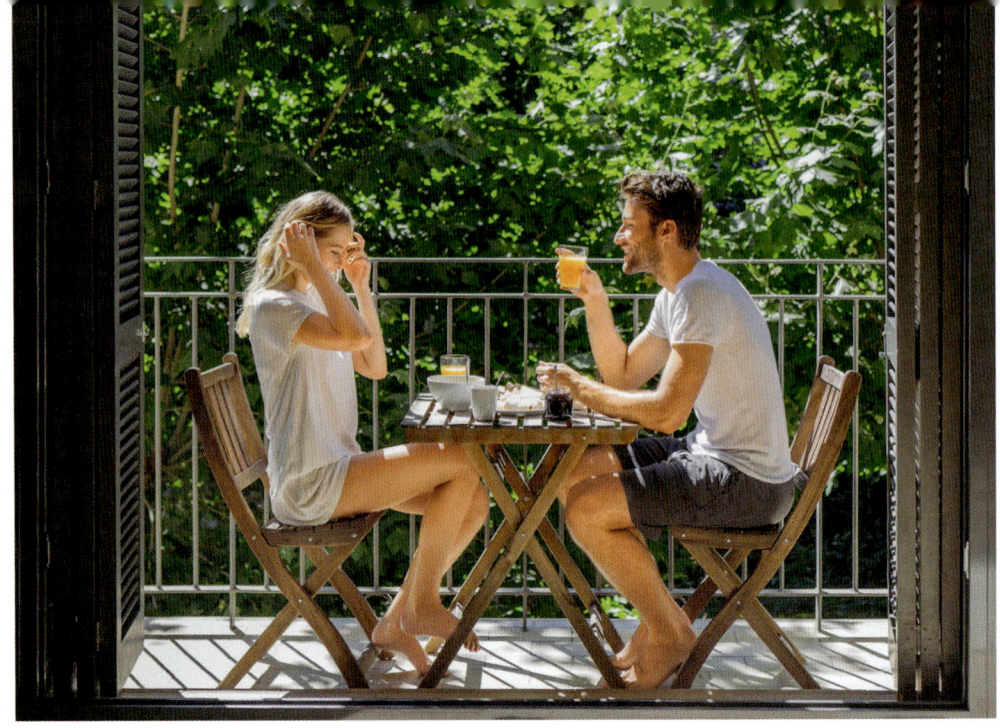

FRÜHSTÜCK

Mit einem frischen Müsli und gekeimten Flocken in den Tag zu starten, ist eine feine Sache. Damit haben Sie Ihre erste basische Portion für den Tag schon mal gesichert – komme, was wolle. Und Sie können mit Energie all dem entgegensehen, was der Tag an Aufgaben und Herausforderungen mit sich bringt. Ein Morgen ohne frisches Obst ist für mich schon seit Jahren keine Option mehr.

Achten Sie darauf, dass Sie sich diese Ration wirklich jeden Tag gönnen.
Suchen Sie sich nach Lust und Laune aus den Rezepten diejenigen aus, die Sie inspirieren. Jede Mahlzeit sollte alle Sinne ansprechen. Sich mit der Ernährung etwas Gutes zu tun und Freude sowohl beim Vor- und Zubereiten wie beim Essen selbst zu haben – machen Sie eine Selbstverständlichkeit daraus!

SATTMACHERMÜSLI

MIT GEKEIMTEN GETREIDEN

2 reife Bananen • 6 EL Mandeldrink • 1 EL Mandelmus • 1 großer Apfel • 6 EL Wacker »gekeimtes Nussmüsli«

Für 2 Personen • 10 Min. Zubereitung
Pro Portion ca. 455 kcal, 10 g E, 16 g F, 62 g KH

1. Die Bananen schälen und mit einer Gabel zerdrücken. Mandeldrink mit Mandelmus und den zerdrückten Bananen vermischen.
2. Den Apfel waschen und in sehr kleine Stückchen schneiden. Zusammen mit dem Nussmüsli zur Bananen-Mandel-Mischung geben und in zwei Schalen servieren.

BASISCHES MÜSLI

MIT GEKEIMTEN GETREIDEN

1 Orange • 1 Banane • 1 Apfel • 3 EL Granatapfelkerne • 4 EL gekeimtes Müsli • einige Blättchen Pfefferminze (oder Zitronenmelisse)

Für 2 Personen • 15 Min. Zubereitung
Pro Portion ca. 267 kcal, 5 g E, 2 g F, 52 g KH

1. Die Orange filetieren, den Saft aufheben. Die Banane mit einer Gabel zerdrücken. Den Apfel gut waschen und grob reiben.
2. Für jede Portion die Hälfte von allem auf einen Teller schichten: erst die Banane, dann Granatapfelkerne, Apfel, Müsli. Die Orangenfilets mit dem Saft darübergeben. Mit der Pfefferminze dekorieren.

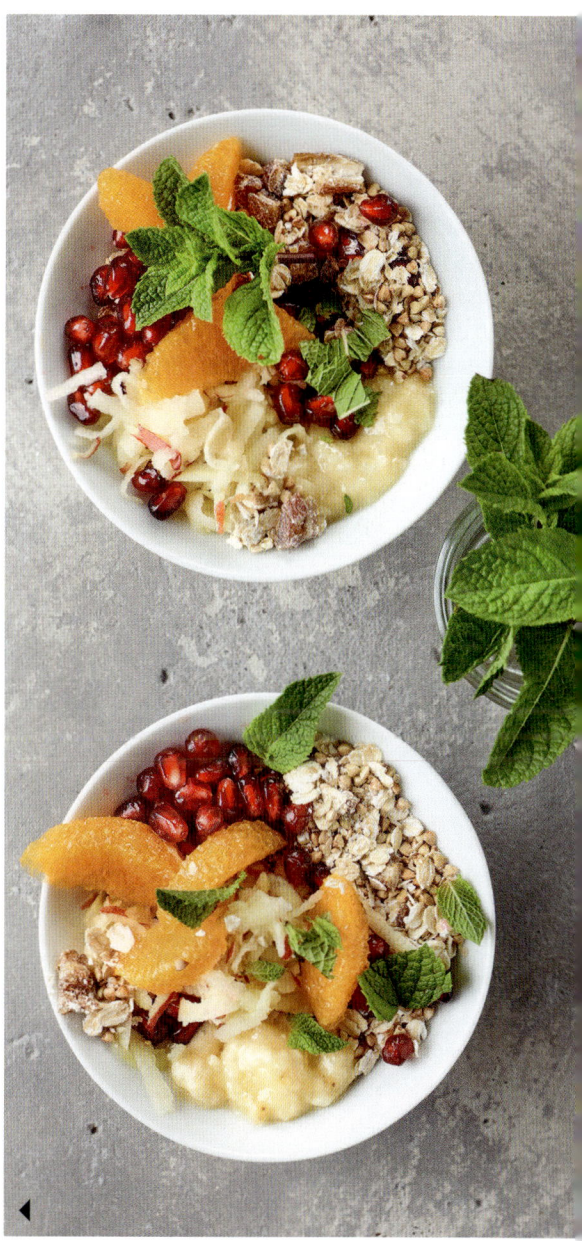

ERDBEERGELEE

MIT GEKEIMTER HIRSE

100 g sehr reife Erdbeeren • Agar-Agar • 1 Apfel • 4 EL gekeimte Hirse • Mandelöl

Für 2 Personen • 15 Min. Zubereitung • Beachten Sie die Keimzeit
Pro Portion ca. 215 kcal, 3 g E, 4 g F, 37 g KH

1. Die Erdbeeren waschen, das Grün entfernen und fein pürieren. Mit ein wenig Agar-Agar nach Packungsanleitung zubereiten und in zwei Gläser füllen. Für 30 Min. im Kühlschrank kalt stellen.
2. Wenn das Erdbeergelee gekühlt ist, den Apfel waschen und in kleine Würfel schneiden. Die gekeimte Hirse auf dem Gelee anrichten und dann ein Apfelnest daraufsetzen. Etwas Mandelöl darüberlaufen lassen.

FEIGENMÜSLI

MIT GEKEIMTEN HAFERFLOCKEN

1 Banane • 1 Apfel • ½ Orange • 3 EL gekeimte Haferflocken • 1 sehr reife oder getrocknete Feige

Für 2 Personen • 10 Min. Zubereitung • Beachten Sie die Keimzeit
Pro Portion ca. 235 kcal, 4 g E, 3 g F, 43 g KH

1. Die Banane schälen und mit einer Gabel zerdrücken. Den Apfel waschen und auf einer Reibe fein raspeln.
2. Die Orange auspressen und den Saft unter die gekeimten Haferflocken geben. Alles liebevoll auf einem Teller anrichten. Die Feige in Scheiben schneiden und darüberlegen.

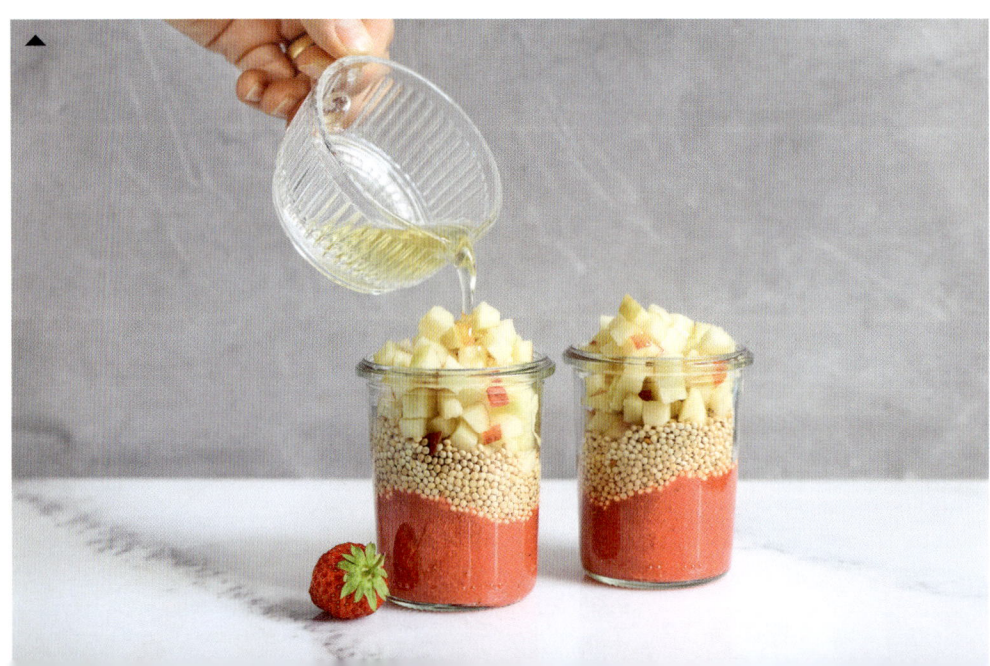

FRÜHSTÜCK

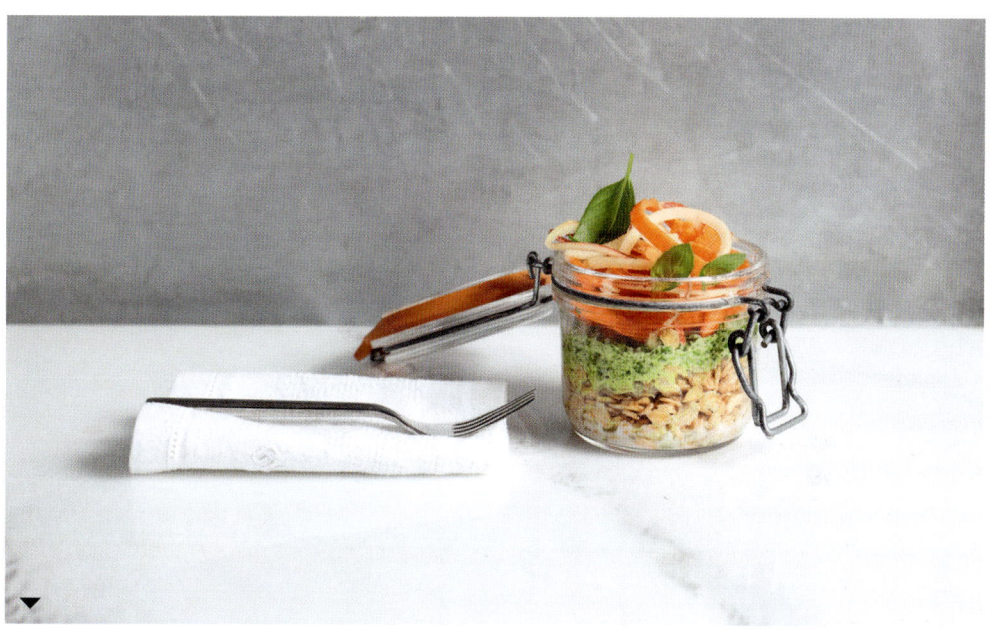

MINZ-BASILIKUM-PESTO AUF PORRIDGE

MIT GEKEIMTEN DINKELFLOCKEN

½ Bund Minze • 1 Bund Basilikum • 4 Macadamianusskerne • Saft von 1 Zitrone • 1 große Möhre • 1 Stück Ingwer • 6 EL gekeimte Dinkelflocken • 12 EL heißer ungesüßter Mandeldrink • 1 Apfel mit Schale

Für 2 Personen • 20 Min. Zubereitung • Beachten Sie die Keimzeit

Pro Portion ca. 325 kcal, 10 g E, 8 g F, 47 g KH

1. Für das Pesto die Minze, das Basilikum (ein paar Blätter beiseitelegen), die Macadamianusskerne und den Zitronensaft fein pürieren. Die Möhre schälen und durch den Spiralschneider drehen. Den Ingwer schälen und fein reiben.
2. Ingwer zusammen mit der Möhre kurz in einer Pfanne mit etwas Wasser weich dünsten.
3. Die gekeimten Dinkelflocken mit dem Mandeldrink erwärmen und ziehen lassen.
4. Den Apfel durch den Spiralschneider drehen und unter die Möhre mit dem Ingwer heben.
5. Zum Anrichten zuerst das Porridge in ein Glas füllen, dann das Pesto darüberlaufen lassen und zum Schluss ein Apfel-Möhren-Nest daraufsetzen und mit den Basilikumblättern verzieren.

BIRNEN-BROMBEER-MÜSLI

MIT GEKEIMTEM BUCHWEIZEN

1 kleine Schale reife Brombeeren • 2 reife saftige Birnen • 1 Mandarine • 4 EL gekeimter Buchweizen • 3 EL Zedernnüsse • einige Blättchen Zitronenmelisse

Für 2 Personen • 15 Min. Zubereitung • Beachten Sie die Keimzeit
Pro Portion ca. 358 kcal, 10 g E, 12 g F, 46 g KH

1. Die Brombeeren waschen und in einem Sieb abtropfen lassen. Die Birnen vorsichtig abwaschen und grob reiben. Die Mandarine halbieren und auspressen.
2. Brombeeren, Birnen und Mandarinensaft mit dem gekeimten Buchweizen mischen und auf zwei Teller verteilen. Die Zedernnüsse und die Zitronenmelissenblättchen darübergeben.

BEERENPORRIDGE

MIT GEKEIMTEN HAFERFLOCKEN

1 Zitrone • 1 Apfel • 6 EL gekeimte Haferflocken • Kokosblütensirup • 1 kleine Schale Himbeeren • einige Erdbeer- oder Pfefferminzblätter

Für 2 Personen • 20 Min. Zubereitung • Beachten Sie die Keimzeit
Pro Portion ca. 278 kcal, 7 g E, 5 g F, 45 g KH

1. Die Zitrone halbieren und auspressen und den Saft in eine Schüssel geben. Den Apfel waschen und mit einem Lochausstecher das Kerngehäuse entfernen. Auf einem Gemüsehobel den Apfel in schöne Ringe hobeln und in den Zitronensaft geben.

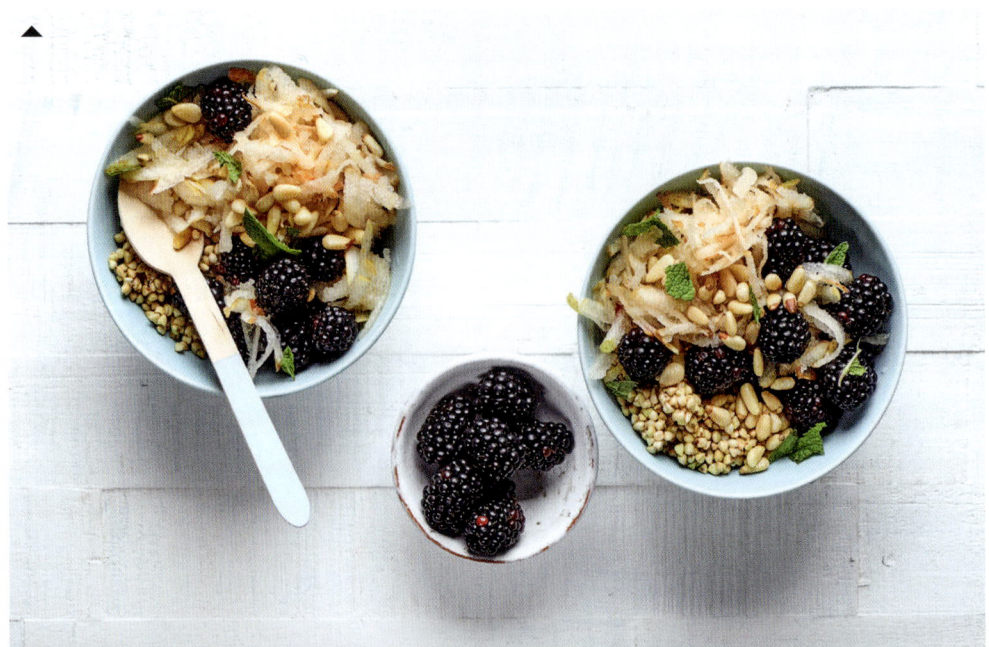

2. Die gekeimten Haferflocken in einen Topf geben und mit ein wenig Wasser kurz erwärmen.
3. Zum Anrichten einige Apfelringe in das Glas geben, am Rand des Glases die restlichen Apfelringe verteilen. Das Porridge mit etwas Kokosblütensirup in die Mitte des Glases geben, die Himbeeren darüberlegen und mit Erdbeer- oder Minzblättern verzieren.

SANDDORNPORRIDGE

MIT GEKEIMTEN DINKELFLOCKEN

4 reife Aprikosen • 50 ml Sanddornsaft • 6 EL gekeimte Dinkelflocken • 100 ml ungesüßter Mandeldrink • 2 reife Feigen

Für 2 Personen • 20 Min. Zubereitung • Beachten Sie die Keimzeit
Pro Portion ca. 257 kcal, 10 g E, 2 g F, 43 g KH

1. Die Aprikosen waschen, entkernen und würfeln. In einen Topf geben und mit dem Sanddornsaft aufgießen. Einmal kurz aufkochen. Mit einem Stabmixer fein pürieren.
2. Die gekeimten Dinkelflocken mit dem Mandeldrink erwärmen. In der Zwischenzeit die Feigen waschen und in dünne Scheiben schneiden.
3. Zum Anrichten das Porridge in einen Servierring füllen, das Aprikosen-Sanddorn-Püree daraufgeben und die Feigenscheiben kreisförmig auf das Püree legen.

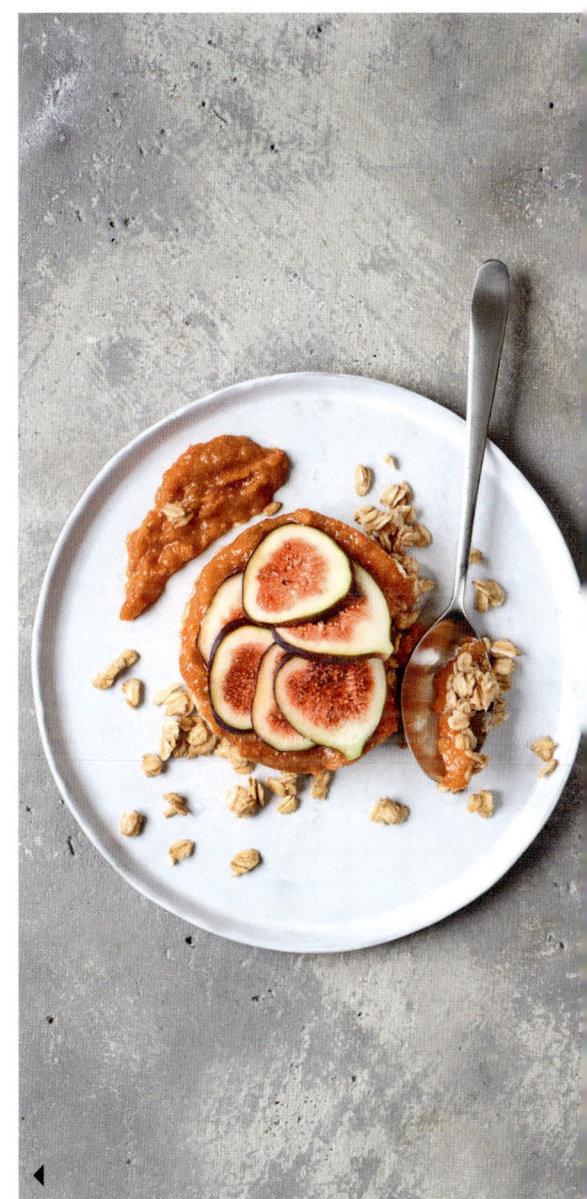

FRÜHSTÜCK

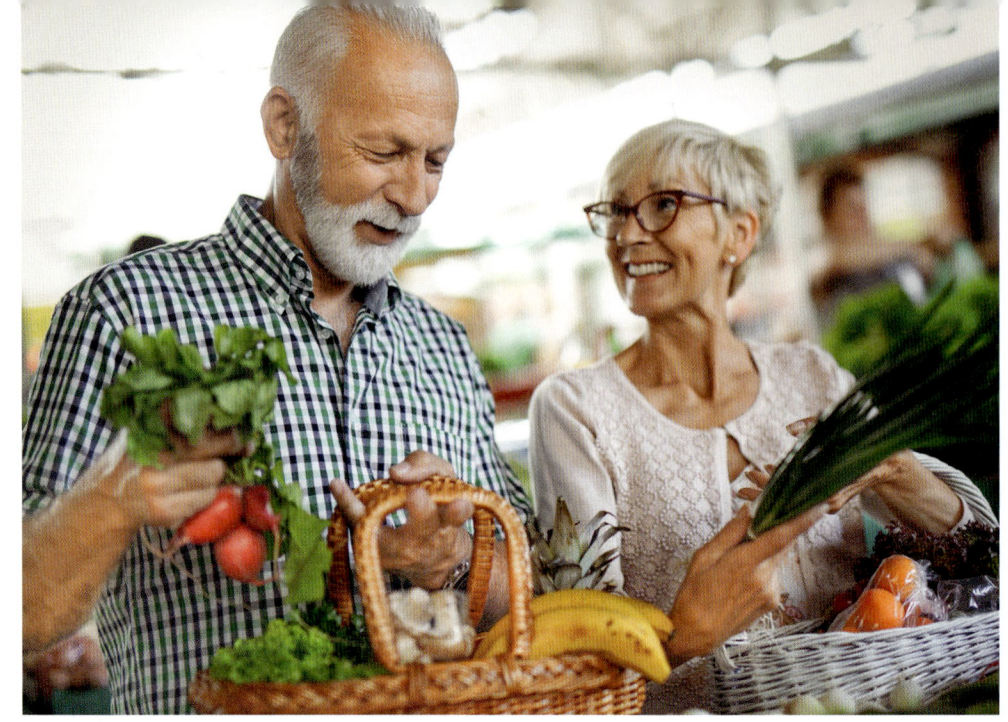

SALATE FÜR MITTAGS

Salate mit Keimlingen gehören für mich schon immer zum Mittagessen. Je nach Hunger und nach Größe der Portion kann er eine Vorspeise oder das Hauptgericht sein.

Nicht nur beim Basenfasten, sondern generell empfehle ich, Salate, sofern es Rohkostsalate sind, nur bis 14 Uhr zu essen. Das gilt besonders für Menschen, die einen empfindlichen Darm haben und an Nahrungsmittelunverträglichkeiten beziehungsweise unter Verdauungsstörungen leiden. Rohkostsalate sind mittags einfach besser verdaulich als abends, denn zu später Stunde führen sie oft zu Blähungen und können Schlafstörungen verursachen. Mittags ist unser Verdauungssystem viel leistungsfähiger und kommt mit der schwer verdaulichen Rohkost besser klar. Schließlich wollen wir uns doch wohlfühlen.

SALATE FÜR MITTAGS

ORANGEN-FENCHEL-SALAT

MIT GEKEIMTEN LINSEN

*1 großer Fenchel • 2 Orangen • 1 Frühlingszwiebel •
4 TL rosa Pfefferbeeren • 3 Prisen Kräutersalz •
3 Prisen frisch gemahlener weißer Pfeffer • 3 EL kalt
gepresstes Avocadoöl • 4 EL gekeimte Berglinsen*

*Für 2 Personen • 15 Min. Zubereitung • Beachten
Sie die Keimzeit
Pro Portion ca. 326 kcal, 9 g E, 16 g F, 30 g KH*

1. Den Fenchel putzen, halbieren und den Strunk entfernen. Dann in dünne Streifen schneiden und in eine Schüssel geben.
2. Die Orangen filetieren. Dazu vor dem Schälen zunächst die oberen und unteren Enden der Orangen so abschneiden, dass das Fruchtfleisch bereits zu sehen ist. Dann mit einem scharfen Messer die Schale in Streifen so abschneiden, dass die weiße Haut vollständig vom Fruchtfleisch entfernt wird. Die einzelnen Orangenfilets mit einem Messer aus den Trennhäuten herausschneiden. Die Orange dabei am besten über eine kleine Schüssel halten, um den austretenden Saft für die Salatmarinade aufzufangen.
3. Die Frühlingszwiebel putzen, von den äußeren Blättern befreien und in dünne Ringe schneiden.
4. Das Ganze zum Fenchel in die Schüssel geben. Mit den Gewürzen und dem Öl abschmecken. Den Salat vorsichtig vermengen. Am Schluss die gekeimten Berglinsen über den Salat streuen.

> ### TIPP
> Legen Sie das Fenchelgrün beiseite und schneiden Sie es zum Schluss mit unter den Salat. Es hat einen würzigen Geschmack. Sie können es auch als Dekoration benutzen.

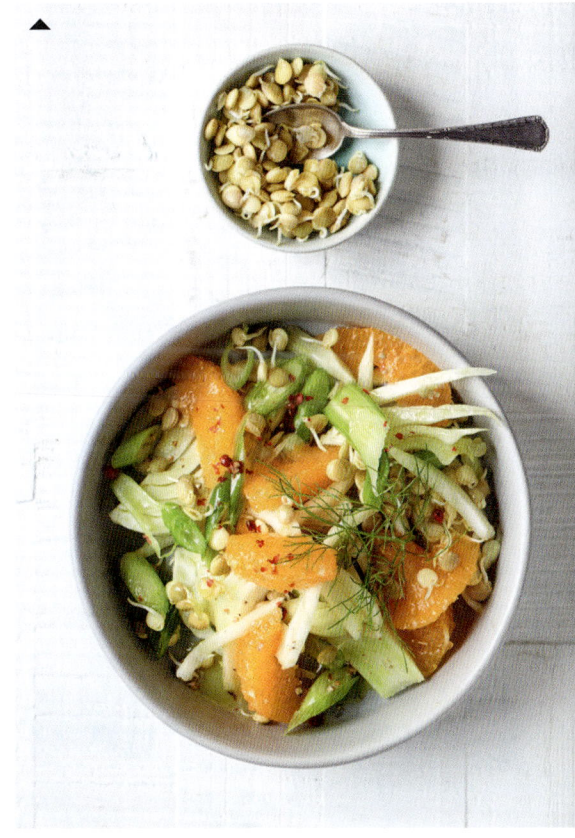

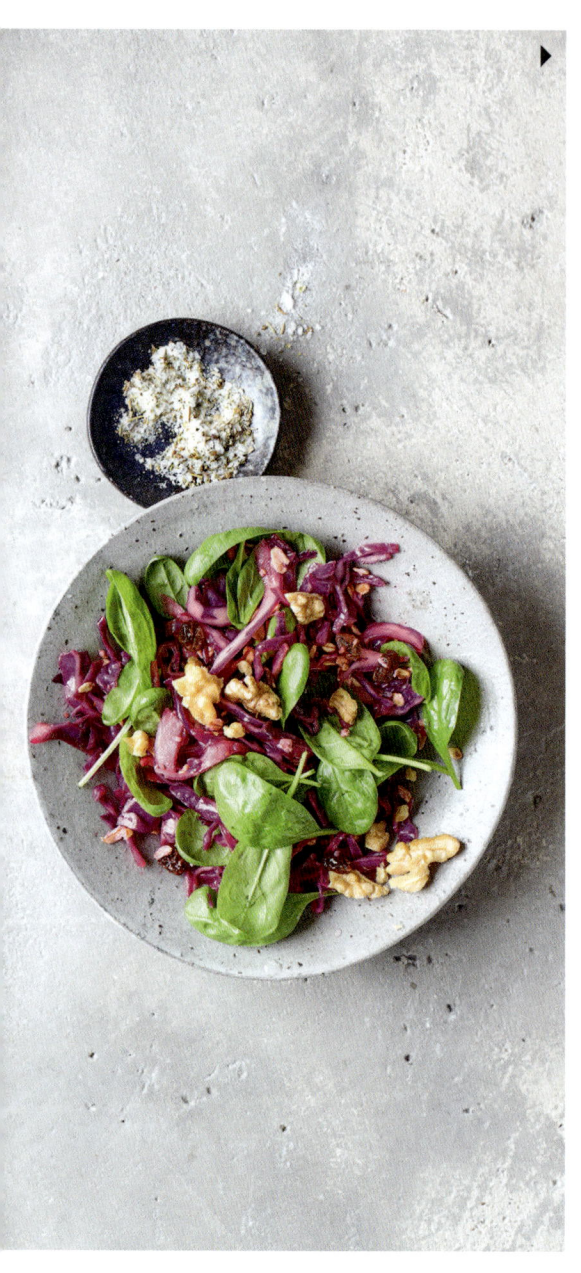

ROTKOHL-SALAT MIT BABY-SPINAT

MIT GEKEIMTEN HAFERFLOCKEN

½ kleiner Rotkohl (ca. 400 g) • 1 Zitrone • Kräutersalz • 3 EL gekeimte Haferflocken • 2 EL Rosinen • 2 EL Bratolive • 1 Orange • weißer Pfeffer • 100 g Baby-Spinat • 20 g Walnusskerne

Für 2 Personen • 30 Min. Zubereitung (Rotkohlsalat 30 Min. oder über Nacht ziehen lassen) • Beachten Sie die Keimzeit
Pro Portion ca. 376 kcal, 8 g E, 20 g F, 35 g KH

1. Den Rotkohl putzen, mit einem Gemüsehobel fein hobeln und in eine Schüssel geben. Die Zitrone halbieren, auspressen und den Saft und etwas Kräutersalz zum Rotkohl geben. Das Ganze ordentlich durchkneten. Ungefähr eine halbe Stunde ziehen lassen, am besten sogar über Nacht, dann nimmt der Salat noch so richtig Geschmack an und bekommt eine intensive Farbe.
2. In einer Pfanne die gekeimten Haferflocken und die Rosinen vorsichtig erwärmen. Den Rotkohlsalat hinzufügen und mit der Bratolive anschwenken. In der Zeit die Orange auspressen und den Orangensaft zum Rotkohl geben.
3. Alles noch mal vorsichtig durchschwenken und eventuell mit Kräutersalz und Pfeffer nachwürzen. Kurz vor dem Anrichten den Baby-Spinat vorsichtig unterheben, Walnusskerne daraufgeben und auf den Tellern anrichten.

SALAT VON SCHWARZ-WURZELN

MIT GEKEIMTEN BELUGALINSEN

4 Schwarzwurzeln • Saft von 1 Zitrone • Kräutersalz • weißer Pfeffer aus der Mühle • 2 Frühlingszwiebeln • 100 g Feldsalat • 4 Blätter Radicchio • 3 EL Mandelöl • 4 EL gekeimte Belugalinsen

Für 2 Personen • 30 Min. Zubereitung • Beachten Sie die Keimzeit
Pro Portion ca. 291 kcal, 8 g E, 15 g F, 17 g KH

1. Die Schwarzwurzeln mit kaltem Wasser waschen, den groben Schmutz entfernen, dann schälen und in Stücke schneiden. Die Schwarzwurzelstücke gleich in einen Topf mit kaltem Wasser und einem Schuss Zitronensaft geben.
2. Etwas Kräutersalz und Pfeffer zugeben, das Wasser erwärmen und die Schwarzwurzelstücke darin weich kochen.
3. In der Zwischenzeit die Frühlingszwiebeln, den Feldsalat und den Radicchio putzen und waschen und, bis auf den Feldsalat, in feine Streifen schneiden.
4. Die gegarten Schwarzwurzelstücke, die Frühlingszwiebeln und den Radicchio in eine Schüssel geben. Alles vermengen und mit dem Rest des Zitronensafts, dem Mandelöl, Kräutersalz und Pfeffer abschmecken.
5. Zum Schluss den Feldsalat und die gekeimten Belugalinsen vorsichtig unterheben. Alles liebevoll auf zwei Tellern anrichten.

GUT ZU WISSEN

Zum Bearbeiten der Schwarzwurzeln unbedingt Handschuhe anziehen, denn wenn man die Schwarzwurzel schält, sondert sie eine weiße milchige, sehr klebrige Flüssigkeit ab. Bitte passen Sie auch bei der Kleidung auf und schützen Sie diese vor eventuell austretender Flüssigkeit. Schwarzwurzeln oxidieren an der Luft, deswegen kommen sie gleich in kaltes Wasser mit einem Schuss Zitrone.

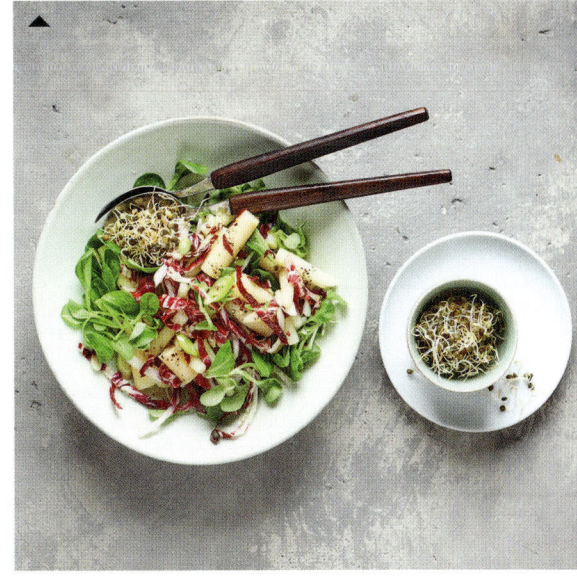

LAUWARMER KÜRBIS-SALAT

MIT GEKEIMTEM BUCHWEIZEN

500 g Butternut-Kürbis • 2 EL Olivenöl • ½ TL Kräutersalz • 1 Prise frisch gemahlener schwarzer Pfeffer • ½ TL Cayennepfeffer • 150 g Baby-Blattspinat • 3 EL gekeimter Buchweizen • 10 schwarze ungefärbte Oliven • 15 g Kürbiskerne

Fürs Dressing: ½ Zitrone • 1 Stück Kurkuma (ca. 3 cm) • 2 Stiele Koriandergrün • 1 Avocado • 1 EL ungesüßter Mandeldrink • 1 TL Kokosblütensirup • 50 ml Olivenöl • 1 Prise Kräutersalz • 1 Prise frisch gemahlener schwarzer Pfeffer

Für 2 Personen • 50 Min. Zubereitung (davon Backen 20 Min.) • Beachten Sie die Keimzeit
Pro Portion ca. 675 kcal, 10 g E, 54 g F, 29 g KH

1. Den Backofen auf 200° vorheizen.
2. Den Kürbis schälen, entkernen und in ca. 2 cm große Würfel schneiden. Kürbisfruchtfleisch in eine Auflaufform geben und mit Öl, Salz, Pfeffer und Cayennepfeffer vermischen. Auf der mittleren Schiene im Backofen ca. 20 Min. backen.
3. Baby-Spinat waschen und abtropfen lassen.
4. Inzwischen für das Dressing die halbe Zitrone auspressen. Kurkuma schälen und fein raspeln. Koriander waschen, trocken schütteln, Blättchen abzupfen und in feine Streifen schneiden. Den Zitronensaft mit dem Fruchtfleisch der Avocado, dem Mandeldrink, dem Kokosblütensirup und der Kurkuma fein pürieren. Dabei nach und nach das Olivenöl hinzufügen, bis eine cremige Emulsion entsteht.
5. Das Dressing mit Salz und Pfeffer abschmecken und den Koriander, den Spinat, den gekeimten Buchweizen, die Kürbiskerne und die Oliven unterheben.

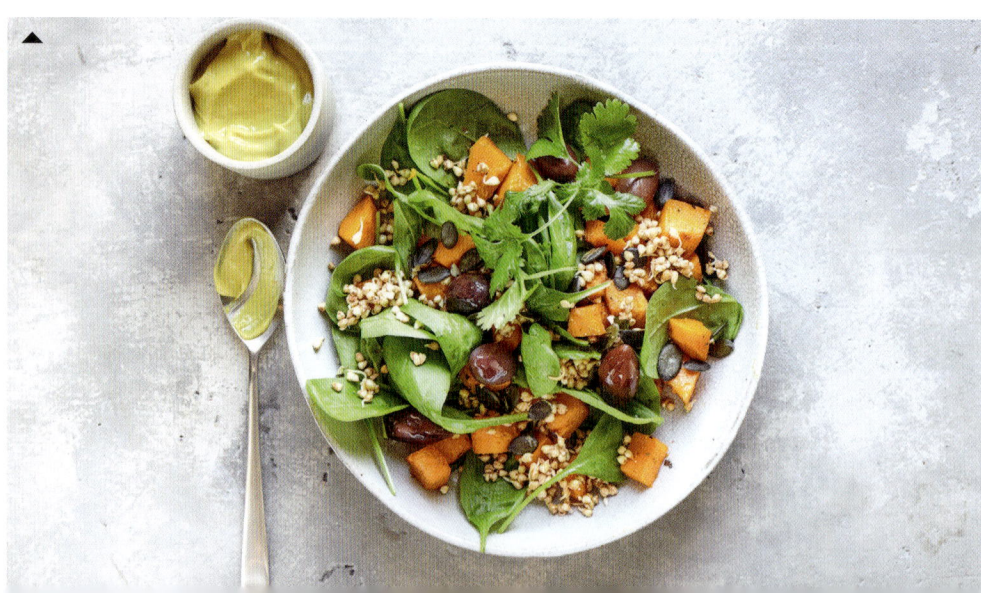

FELDSALAT MIT KUMQUATS

MIT GARTENKRESSE

100 g Feldsalat • 5 Kumquats • 1 EL Dattelsirup • 1 kleine Rote Bete • 1 Schale Gartenkresse
Fürs Dressing: 1 Clementine • 2 EL Mandelöl • 1 Prise Kräutersalz • 1 Prise frisch gemahlener bunter Pfeffer • 1 Prise frisch gemahlener schwarzer Pfeffer

Für 2 Personen • 15 Min. Zubereitung
Pro Portion ca. 175 kcal, 2 g E, 10 g F, 16 g KH

1. Den Feldsalat waschen und in einer Salatschleuder trocken schleudern. Die Kumquats waschen, in Scheiben schneiden und mit dem Dattelsirup in einer Pfanne leicht karamellisieren. Die Rote Bete schälen und raspeln.
2. Für das Dressing die Clementine halbieren und auspressen. Mit dem Mandelöl sowie dem Salz und dem Pfeffer verrühren und abschmecken.
3. Den Feldsalat in dem Dressing wenden und auf einem Teller anrichten. Darüber die geraspelte Rote Bete, die karamellisierten Kumquats und die Kresse geben.

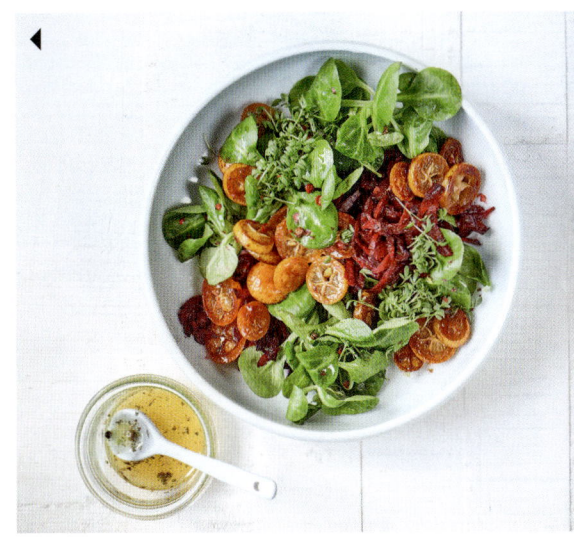

LÖWENZAHNSALAT

MIT GEKEIMTEN SONNENBLUMENKERNEN

150 g junger Löwenzahn • 1 Frühlingszwiebel • 1 kleine Möhre • 4 EL gekeimte Sonnenblumenkerne • 2 EL gehackte Walnusskerne
Fürs Dressing: 2 EL Walnussöl • Saft von ½ Zitrone • 1 Prise frisch gemahlener weißer Pfeffer • 1 gestrichener EL Sesamsalz

Für 2 Personen • 15 Min. Zubereitung • Beachten Sie die Keimzeit
Pro Portion ca. 394 kcal, 12 g E, 30 g F, 14 g KH

1. Die Löwenzahnblätter waschen und abtropfen lassen. Die Frühlingszwiebel putzen und klein hacken.
2. Für das Dressing Öl, Zitronensaft, Pfeffer und Salz vermengen.
3. Die Möhre unter fließendem Wasser mit der Gemüsebürste säubern, sehr fein raspeln und mit den Löwenzahnblättern, der klein gehackten Frühlingszwiebel, den Sonnenblumenkernen, den Walnüssen und dem Dressing vermischen.

FENCHEL-ROTKOHL-WILDKRÄUTER-SALAT

MIT GEKEIMTEN BROKKOLISAMEN

200 g Rotkohl • Saft von 1 Zitrone • Kräutersalz • 200 g Fenchel • 1 Prise gemahlener weißer Pfeffer • Saft von 1 Orange • 2 EL Mandelöl • 3 TL rosa Pfefferbeeren • 1 EL Olivenöl • optional 1 EL Kokosblütensirup • 50 g Wildkräutersalat • ½ Schale gekeimte Brokkolisamen (oder selbst gezogen)

Für 2 Personen • 25 Min. Zubereitung (Salatzubereitung eventuell am Vorabend) • Beachten Sie die Keimzeit

Pro Portion ca. 225 kcal, 4 g E, 16 g F, 11 g KH

1. Den Rotkohl in feine Streifen hobeln. In eine Schüssel geben und mit dem Zitronensaft und einer Prise Kräutersalz gut kneten. Ungefähr eine halbe Stunde ziehen lassen, besser noch über Nacht.
2. Währenddessen den Fenchel putzen, halbieren und den Strunk entfernen. Das Fenchelgrün aufheben. Den Fenchel in dünne Streifen schneiden und mit dem klein geschnittenen Fenchelgrün in eine Schüssel geben. Das Ganze mit Kräutersalz, weißem Pfeffer, dem Orangensaft, Mandelöl und den rosa Pfefferbeeren marinieren und abschmecken. Beiseitestellen und ziehen lassen.
3. Nun kann man sich wieder dem Rotkohlsalat widmen. Alles mit weißem Pfeffer, Olivenöl und mit Kokosblütensirup abschmecken, falls der Rotkohlsalat zu sauer ist.
4. Alles liebevoll in zwei hohe Gläser schichten. Zunächst die Wildkräuter, danach den Rotkohlsalat, dann eine weitere Schicht Wildkräuter und am Ende den Fenchelsalat. Die gekeimten Brokkolisamen darüberstreuen.

RICHTIG VORBEREITEN UND SCHNEIDEN

Wenn Sie die Salatzutaten am Vorabend zubereiten, kann alles gut durchziehen und es schmeckt so besser und intensiver.

Benutzen Sie entweder einen feinen Gemüsehobel, eine Mandoline oder ein Messer, je nachdem, wie dick der Salat geschnitten sein soll. Ich persönlich mag gern hauchdünn geschnittene Scheiben.

Dieser Schichtsalat lässt sich auch wunderbar morgens in einem Weckglas anrichten und mit zur Arbeit nehmen.

BROKKOLI-BLUMEN-KOHL-SALAT

MIT GEKEIMTEN SONNENBLUMENKERNEN UND BROKKOLISAMEN

1 frischer Blumenkohl (ca. 250 g) • 1 kleiner frischer Brokkoli • 1 EL natives kalt gepresstes Olivenöl • ½ TL Sesamsalz (Gomasio) • 1 Prise frisch gemahlener Pfeffer • 4 EL gekeimte Sonnenblumenkerne • 2 EL getrocknete Cranberrys • 1 Schale gekeimte Brokkolisamen (oder selbst gezogen)
Fürs Dressing: 2 EL natives kalt gepresstes Olivenöl • 1 EL frisch gepresster Limettensaft • 1 TL Kokosblütensirup • ½ TL gemahlene Kurkuma • 1 Prise Salz • 1 Prise Pfeffer • 1 Prise gemahlene Muskatnuss

Für 2 Personen • 20 Min. Zubereitung • Beachten Sie die Keimzeit
Pro Portion ca. 399 kcal, 12 g E, 25 g F, 26 g KH

1. Blumenkohl und Brokkoli in Röschen brechen oder schneiden und jeweils den Strunk entfernen. Alles in einen Gemüsedämpfer geben und al dente garen.
2. Aus dem Gemüsedämpfer nehmen und mit dem Olivenöl, Sesamsalz und Pfeffer vermischen. Die Sonnenblumenkerne und die Cranberrys dazugeben.
3. Für das Dressing die Zutaten verquirlen: Olivenöl, Limettensaft, Kokosblütensirup, Kurkuma, Salz, Pfeffer und Muskatnuss. Mit dem Salat vermengen und die Brokkolisamen darüber verteilen.

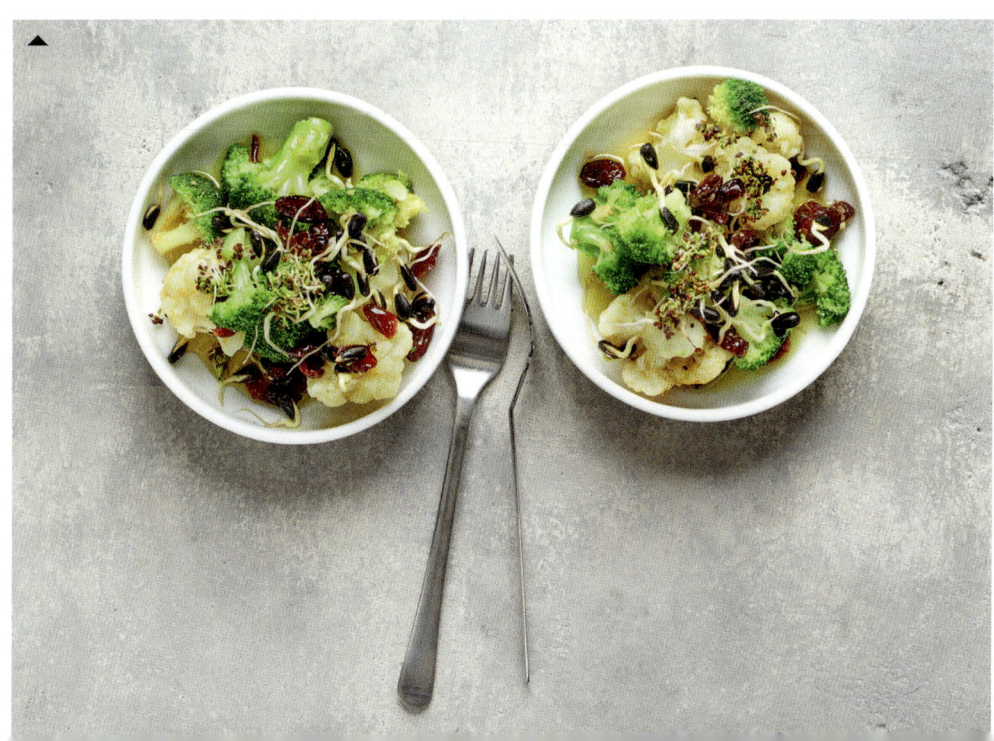

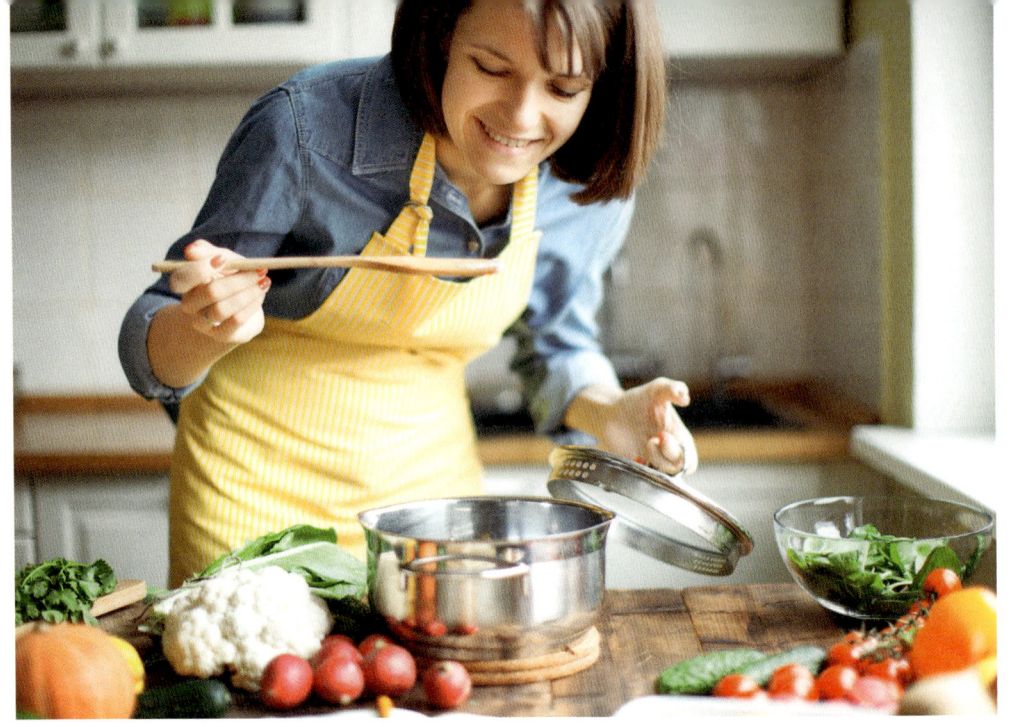

SUPPEN FÜR MITTAGS UND ABENDS

Suppen gehen immer und lassen sich auch gut auf Vorrat zubereiten. Ich liebe Suppen – vor allem Gemüsesuppen, wenn sie richtig nach Gemüse schmecken –, denn sie wärmen von innen und machen satt. Nicht nur beim Basenfasten sind sie gerade am Abend eine gute Alternative zu den kalorienreichen und »sauren« Wurst- oder Käsebroten oder einem üppigen Pastagericht.

Und wer sagt denn, dass Suppen langweilig wären? Diese hier schmecken einfach lecker. Auf den folgenden Seiten finden Sie fantasievolle Suppenkreationen, die wie alle Gerichte in diesem Buch Keimlinge enthalten.
Einmal lassen sich diese Suppen auch aufwärmen. Mein Tipp daher: Bereiten Sie die doppelte Portion vor – dann haben Sie gleich etwas für den nächsten Abend.

SCHWARZWURZELSUPPE

MIT GEKEIMTEN DINKELFLOCKEN

200 g frische Schwarzwurzeln • 1 kleine Schalotte (20 g) • 2 EL Olivenöl • 300 ml Gemüsebrühe ohne Zusatzstoffe • 1 Prise Kräutersalz • 1 Prise schwarzer Pfeffer aus der Mühle • gekeimte Dinkelflocken • 1 EL Macadamiaöl

Für 2 Personen • 25 Min. Zubereitung • Beachten Sie die Keimzeit
Pro Portion ca. 194 kcal, 2 g E, 15 g F, 6 g KH

1. Die Schwarzwurzeln unter fließendem Wasser mit einer Gemüsebürste putzen und in einem Dampfgarer garen. Danach mit kaltem Wasser abschrecken, mit einem Spargelschäler häuten und in mundgerechte Stücke schneiden.
2. Die Schalotte schälen und in feine Würfel schneiden. In einem Topf mit etwas Olivenöl die Schalottenwürfel glasig anschwitzen. Die Schwarzwurzel dazugeben und ebenfalls kurz andünsten.
3. In einem Wasserkocher 300 ml Wasser erwärmen, die Gemüsebrühe anrühren und damit die Schwarzwurzel aufgießen. Mit dem Kräutersalz und dem schwarzen Pfeffer abschmecken und kurz aufkochen lassen.
4. Alles in einem Blender fein pürieren.
5. Die Schwarzwurzelsuppe auf zwei Tellern anrichten und mit den gekeimten Dinkelflocken, etwas Macadamiaöl und noch etwas schwarzem Pfeffer aus der Mühle garnieren. Guten Appetit!

WISSENSWERTES ZU SCHWARZWURZELN

Die Winterwurzel kann man auf viele verschiedene Arten zubereiten. Meist wird sie vor der Weiterverarbeitung gekocht.

- Grundsätzlich kann man Schwarzwurzeln vor oder nach dem Kochen häuten. Wollen Sie sie ungeschält im Gemüsedämpfer garen, dann schrecken Sie sie danach kurz kalt ab und häuten sie mit einem Spargelschäler. Die Kochzeit mit Schale beträgt etwa 30 Minuten. Hinterher sollten Sie die Schwarzwurzel in kaltem Wasser abschrecken.
- Wenn Sie die Schwarzwurzel vorher schälen wollen, beachten Sie bitte die auf **Seite 93** genannten Vorsichtsmaßnahmen.
- Dann die geschälte und in mundgerechte Stücke geschnittene Schwarzwurzel in einen Topf mit Salzwasser geben und für 20 Minuten garen.

MÖHREN-CURRY-SUPPE

MIT ALFALFASPROSSEN

300 g Möhren • 1 Zwiebel • 1 EL Bratolive • 1 TL Currypulver • 200 ml Gemüsebrühe • 200 ml Kokosmilch ohne Zusatzstoffe • 1 Prise Kräutersalz • 1 Prise weißer Pfeffer aus der Mühle • 4 EL Alfalfasprossen • 2 essbare gelbe Stiefmütterchenblüten • kalt gepresstes Avocadoöl

Für 2 Personen • 25 Min. Zubereitung • Beachten Sie die Keimzeit
Pro Portion ca. 150 kcal, 2 g E, 9 g F, 12 g KH

1. Die Möhren schälen und in grobe Stücke schneiden. Die Zwiebel schälen und würfeln.
2. Das Öl in einem Topf erhitzen. Die Zwiebel- und die Möhrenwürfel im Topf anschwitzen. Das Currypulver hinzugeben, vorsichtig anschwitzen und dann mit der Gemüsebrühe ablöschen.
3. Die Möhren weich kochen und das Ganze mit einem Pürierstab fein mixen. Die Kokosmilch hinzufügen. Die Suppe aufkochen und mit dem Kräutersalz und dem weißen Pfeffer abschmecken.
4. In zwei Teller oder Gläser geben. Mit den Alfalfasprossen garnieren, die Stiefmütterchenblüten auf die Sprossen setzen und etwas Avocadoöl darüberträufeln.

PASTINAKEN-BIRNEN-CREMESUPPE

MIT GEKEIMTEN HAFERFLOCKEN

1 große Möhre • 3 große Pastinaken • 3 EL Bratolive • 400 ml Gemüsebrühe ohne Zusatzstoffe • 1 reife Birne • 1 Prise Kräutersalz • 1 Prise frisch gemahlener weißer Pfeffer • 1 EL gekeimte Haferflocken • ½ Schale Kresse

Für 2 Personen • 25 Min. Zubereitung • Beachten Sie die Keimzeit
Pro Portion ca. 317 kcal, 4 g E, 17 g F, 33 g KH

1. Die Möhre schälen und mit einem Streifensparschäler in feine Streifen schälen. Diese dann in einem Air Fryer für 15 Min. bei 120° trocknen (alternativ im Backofen bei 60–80°).
2. Die Pastinaken schälen und in Stücke schneiden. Diese in einem Topf mit der Bratolive anbraten. Mit der Gemüsebrühe aufgießen und weich kochen.

3. Die Birne waschen und in Würfel schneiden. Die Würfel zu der Pastinakensuppe geben. Alles zusammen kurz aufkochen und dann in den Blender geben und fein pürieren.
4. Mit dem Kräutersalz und dem weißen Pfeffer abschmecken. Die gekeimten Haferflocken untermischen. Die Suppe auf zwei Teller verteilen, mit Karottenstreifen und Kresse garnieren.

MÖHRENSUPPE

MIT GEKEIMTEN BELUGALINSEN

10 g gekeimte Belugalinsen • 1 Zwiebel • 1 Stück Ingwer (2 cm lang) • 1 Stück Kurkuma (4 cm lang, alternativ 1 TL gemahlene Kurkuma) • 2 Möhren • 2 EL Bratolive • 250 ml Gemüsebrühe ohne Zusatzstoffe • 200 g Kokosmilch • ½ Limette • 1 TL Sesamsalz • 1 Prise frisch gemahlener Pfeffer • ½ Bund Koriander

Für 2 Personen • 55 Min. Zubereitung • Beachten Sie die Keimzeit
Pro Portion ca. 351 kcal, 5 g E, 29 g F, 14 g KH

1. Die gekeimten Linsen abspülen. Die Zwiebel, den Ingwer und die Kurkuma schälen und fein hacken. Die Möhren schälen und in grobe Würfel schneiden.
2. 1 EL Bratolive in einem Topf erhitzen, die Zwiebel, den Ingwer und die Kurkuma anschwitzen. Die Möhren dazugeben und mit Gemüsebrühe und Kokosmilch ablöschen. Alles aufkochen und 15 Min. zugedeckt bei kleiner Hitze köcheln lassen. Ungefähr nach 5 Min. zwei Drittel der gekeimten Belugalinsen dazugeben und die Suppe die restlichen 10 Min. köcheln lassen. Die Suppe fein pürieren.
3. Die Limette auspressen und die Suppe mit dem Limettensaft, dem Sesamsalz und dem Pfeffer abschmecken.
4. Koriander waschen, trocken schütteln und grob hacken. Restliche Bratolive erhitzen und die verbliebenen Linsen darin kurz anschwitzen. Die Linsen über die Suppe verteilen und mit Koriander dekorieren.

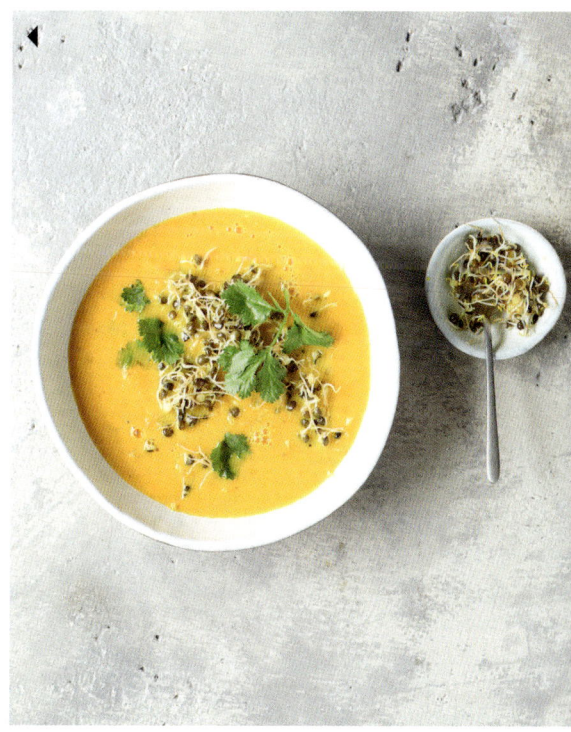

FENCHELCREMESUPPE

MIT GEKEIMTEM BUCHWEIZEN

1 Fenchel • 4 kleine Kartoffeln (vorwiegend festkochend) • 400 ml Gemüsebrühe ohne Zusatzstoffe • 1 TL Sesamsalz • 1 Prise frisch gemahlener weißer Pfeffer • 4 EL gekeimter Buchweizen • 4 EL gehackte Mandeln • etwas Mandelöl

Für 2 Personen • 25 Min. Zubereitung • Beachten Sie die Keimzeit
Pro Portion ca. 440 kcal, 15 g E, 20 g F, 43 g KH

1. Den Fenchel waschen und klein schneiden. Die Kartoffeln waschen, schälen und halbieren.
2. Den Fenchel zusammen mit den Kartoffeln in der Brühe garen. Alles zusammen pürieren und mit Sesamsalz und Pfeffer abschmecken.
3. Den gekeimten Buchweizen unter die Suppe mischen und noch 5 Min. erwärmen. Die Suppe auf zwei Teller verteilen und die Mandeln und das Mandelöl darübergeben.

BROKKOLISUPPE

MIT GEKEIMTER HIRSE UND GEKEIMTEN BROKKOLISAMEN

500 g Brokkoli • 2 Kartoffeln (vorwiegend festkochend) • 1 Schalotte • 1 Stück Ingwer (ca. 1 cm) • 2 EL Bratolive • ½ TL Kurkuma • 1 Prise frisch gemahlener schwarzer Pfeffer • 1 Prise frisch geriebener Muskat • ½ TL gemahlene Bockshornkleesamen • 400 ml Gemüsebrühe ohne Zusatzstoffe • 4 EL gekeimte Hirse (frisch oder getrocknet) • ½ Schale gekeimte Brokkolisamen

Für 2 Personen • 25 Min. Zubereitung • Beachten Sie die Keimzeit
Pro Portion ca. 347 kcal, 11 g E, 12 g F, 41 g KH

1. Brokkoli putzen, waschen und in Röschen teilen. Die Kartoffeln schälen und würfeln. Die Schalotte und den Ingwer schälen und fein hacken. Das Olivenöl erhitzen, Kurkuma, Pfeffer, Muskat und Bockshornkleesamen dazugeben, Schalotte und Ingwer darin glasig dünsten.
2. Die Brokkoliröschen, die Kartoffelstückchen und die Gemüsebrühe unterrühren und zugedeckt 10 Min. köcheln lassen.
3. Die gekeimte Hirse untermischen, alles pürieren und auf zwei Tellern verteilen. Dann die gekeimten Brokkolisamen darüber verteilen.

SÜSSKARTOFFEL-LAUCH-SUPPE

MIT ROTKOHLSPROSSEN

6 Süßkartoffeln (à 200 g) • 1 Stange Lauch • 1 mittelgroße Zwiebel • 2 EL Bratolive • 400 ml Gemüsebrühe ohne Zusatzstoffe • 1 Prise frisch gemahlener bunter Pfeffer • ½ TL Kurkuma • ½ TL gemahlener Kreuzkümmel • 4 EL Rotkohlsprossen

Für 2 Personen • 35 Min. Zubereitung • Beachten Sie die Keimzeit
Pro Portion ca. 769 kcal, 12 g E, 14 g F, 135 g KH

1. Die Süßkartoffeln waschen, schälen und in grobe Stücke schneiden. Den Lauch waschen, putzen und in Ringe schneiden.
2. Die Zwiebel schälen, klein schneiden und im Olivenöl andünsten. Die Süßkartoffelstücke, die Lauchscheiben, die Gemüsebrühe und die Gewürze dazugeben und alles etwa 15 Min. garen.
3. Die Suppe so pürieren, dass noch einige Lauchstücke bleiben. Auf zwei Tellern anrichten und die Rotkohlsprossen darüber verteilen.

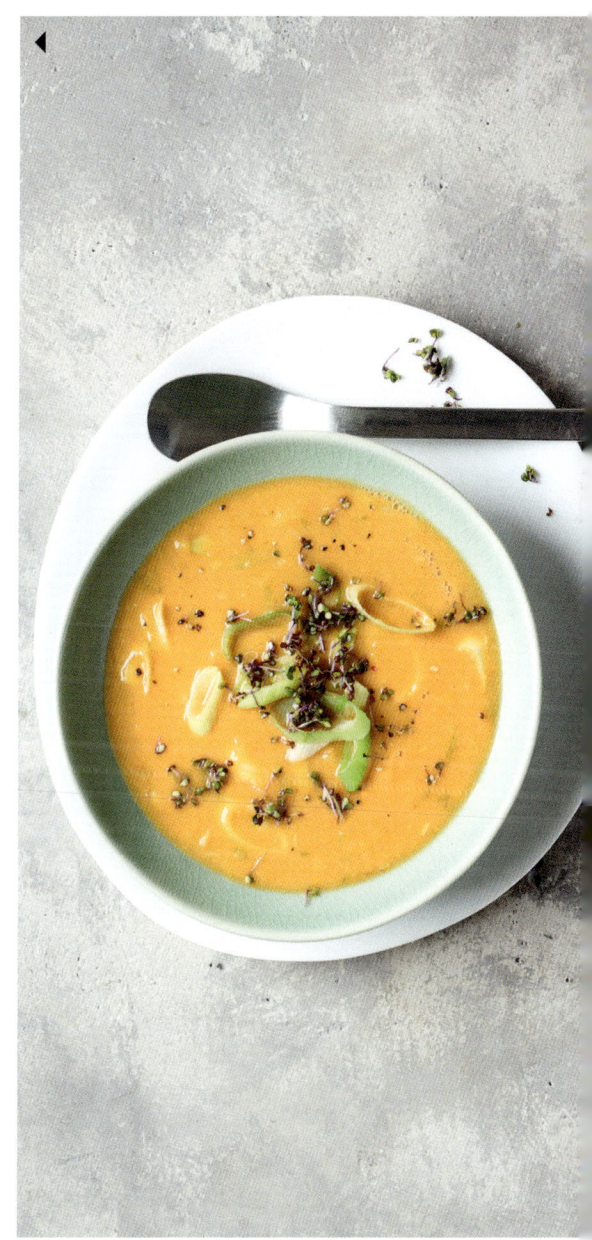

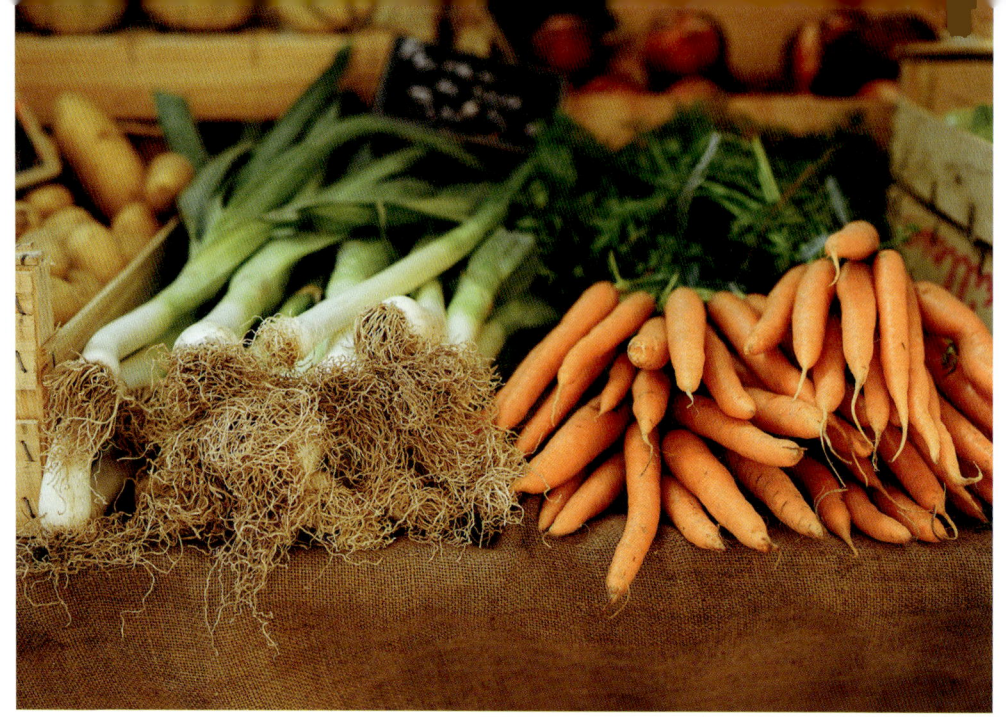

GEMÜSE FÜR MITTAGS UND ABENDS

Diese Gemüsegerichte sind nicht nur zu hundert Prozent basisch und eignen sich wie alle anderen Rezepte in diesem Buch auch zum Basenfasten – sie enthalten allesamt gekeimte Saaten, gekeimte Getreide oder gekeimte Hülsenfrüchte, was sie zu besonders vitalstoffreichen Gerichten macht.

Diese Gemüsegerichte bereichern aber auch jede Fleisch-, Fisch- oder Pastamahlzeit als ebenso basische wie wohlschmeckende Beilage. Und wer möchte, kann über die Gnocchi oder über die Petersilienwurzel-Spaghetti auch etwas Parmesan oder Pecorino reiben. Lassen Sie Ihrer Fantasie und Lust freien Lauf. Aber selbstverständlich stehen all diese leckeren Gerichte auch für sich. Sie schmecken toll und machen richtig satt, sodass Sie im Grunde keine weiteren Zutaten benötigen.

MÖHRENSPAGHETTI

MIT GEKEIMTEM BUCHWEIZEN

400 g Möhren • 100 g Baby-Spinat • 2 EL Bratolive • 3 EL gekeimter Buchweizen • 50 ml Gemüsebrühe ohne Zusatzstoffe • 1 TL Sesamsalz (Gomasio) • 1 Prise frisch gemahlener weißer Pfeffer

Für 2 Personen • 20 Min. Zubereitung • Beachten Sie die Keimzeit

Pro Portion ca. 253 kcal, 5 g E, 11 g F, 27 g KH

1. Die Möhren waschen, schälen und mit einem Gemüsespiralschneider zu Spaghetti drehen. Den Baby-Spinat waschen und abtropfen lassen.
2. Die Bratolive in der Pfanne erhitzen und den gekeimten Buchweizen und die Möhrenspaghetti hineingeben. Leicht anschwitzen und dann mit der Gemüsebrühe weich kochen.
3. Mit dem Sesamsalz und dem Pfeffer abschmecken. Dann den Baby-Spinat unterheben.
4. Alles liebevoll auf zwei Tellern anrichten.

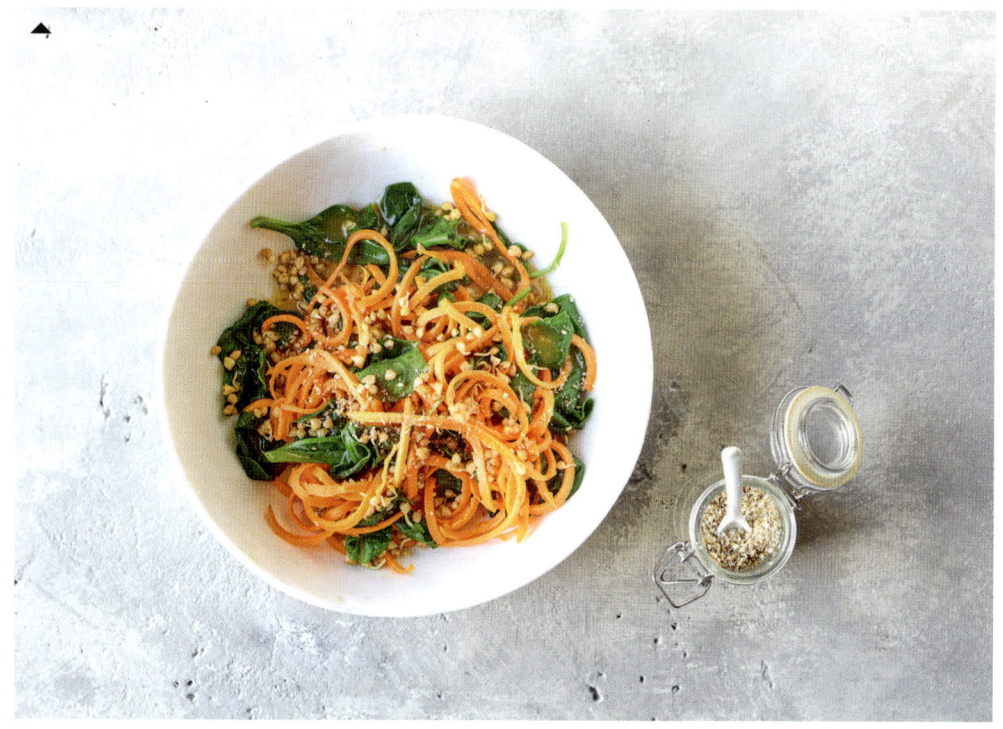

ROTE-BETE-GNOCCHI

MIT ALFALFASPROSSEN

400 g mehligkochende Kartoffeln • 1 große Rote Bete • Kräutersalz • weißer Pfeffer aus der Mühle • 1 Prise frisch geriebene Muskatnuss • 100 g Kartoffelmehl • 6–8 Grünkohlblätter • 4 EL Bratolive • Saft von 1 Orange • 6 getrocknete Aprikosen • 50 g Macadamianusskerne • 2 EL Alfalfasprossen

Für 2 Personen • 60 Min. Zubereitung • Beachten Sie die Keimzeit
Pro Portion ca. 880 kcal, 18 g E, 40 g F, 96 g KH

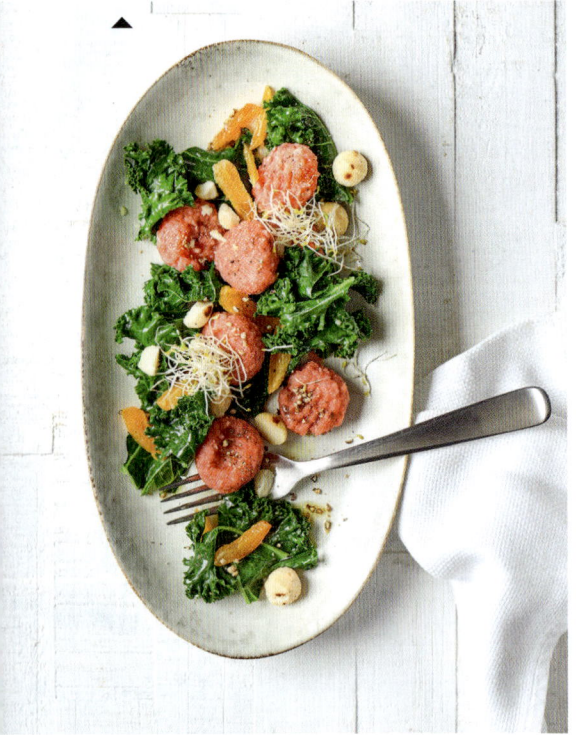

1. Die Kartoffeln waschen und im Dampfgarer weich kochen. Die Rote Bete putzen und ebenfalls in den Dampfgarer geben und weich kochen.
2. Wenn die Kartoffeln und die Rote Bete weich sind, dann herausnehmen und beides pellen. Die Kartoffeln stampfen und die Rote Bete fein pürieren. Nun nach und nach das Rote-Bete-Püree zu der Kartoffelmasse geben.
3. Nebenbei einen Topf mit Salzwasser (Kräutersalz) aufstellen. Die Masse mit Kräutersalz, Pfeffer und der Muskatnuss abschmecken. Nach Bedarf mit Kartoffelmehl andicken bzw. binden. Es sollte eine feste formbare Masse entstehen.
4. Die Gnocchi formen, über einen Gabelrücken rollen und im siedenden Wasser gar ziehen lassen. Wenn die Gnocchi oben schwimmen, sind sie fertig und können aus dem Wasser genommen werden.
5. Den Grünkohl in mundgerechte Stücke zupfen. In einer Pfanne mit der Bratolive anbraten und dann mit dem Orangensaft ablöschen und bissfest garen. Die in Streifen geschnittenen Aprikosen zum Grünkohl geben und mit Kräutersalz und weißem

SEIEN SIE KREATIV

Sollte die Masse, mit denen Sie die Gnocchi formen, mal zu dünn sein, nicht verzweifeln, dann werden es eben Klößchen statt Gnocchi!

Pfeffer abschmecken. Die Gnocchi zum Grünkohl geben und noch mal zum Aufwärmen mit durchschwenken.
6. In einer zweiten Pfanne die grob gehackten Macadamianusskerne ohne Öl leicht anrösten und zum Schluss unter den Grünkohl geben.
7. Alles auf zwei Tellern anrichten und mit den Alfalfasprossen garnieren.

PETERSILIENWURZEL-SPAGHETTI

MIT GEKEIMTEN BOHNEN

300 g Petersilienwurzel • 1 Puntarelle (wahlweise Chicorée) • 2 EL Bratolive • 50 g ungeschwärzte Kalamata-Oliven • Saft von ½ Zitrone • 1 TL Sesamsalz (Gomasio) • 1 Prise frisch gemahlener schwarzer Pfeffer • 1 mittelgroßer Zucchino • 1 Glas Wacker Mousse »Gekeimte Bohne & Paprika« (ersatzweise Oliventapenade von ungeschwärzten Oliven, enthält keine Keimlinge)

Für 2 Personen • 20 Min. Zubereitung
Pro Portion ca. 476 kcal, 7 g E, 40 g F, 15 g KH

1. Die Petersilienwurzel schälen, mit einem Spiralschneider zu Spaghetti drehen oder mit einem Sparschäler in dünne Streifen schneiden. Vom Puntarellesalat den Strunk abschneiden und die einzelnen Stiele waschen und in dünne Streifen schneiden. Die dünnen Blätter aufheben.
2. In einer Pfanne mit der Bratolive die Petersilienwurzelspaghetti sanft anbraten, den Puntarelle und die Oliven dazugeben und alles mit dem Zitronensaft ablöschen. Mit Sesamsalz und Pfeffer abschmecken.
3. Nebenbei den Zucchino längs halbieren, dann mit einem Gemüsehobel längs in dünne Scheiben hobeln und diese vorsichtig zu einem Muster flechten.
4. Alles liebevoll auf den Tellern anrichten und einen großen Löffel von der Mousse auf das Zucchinigitter setzen. Mit den beiseitegelegten Blättern garnieren.

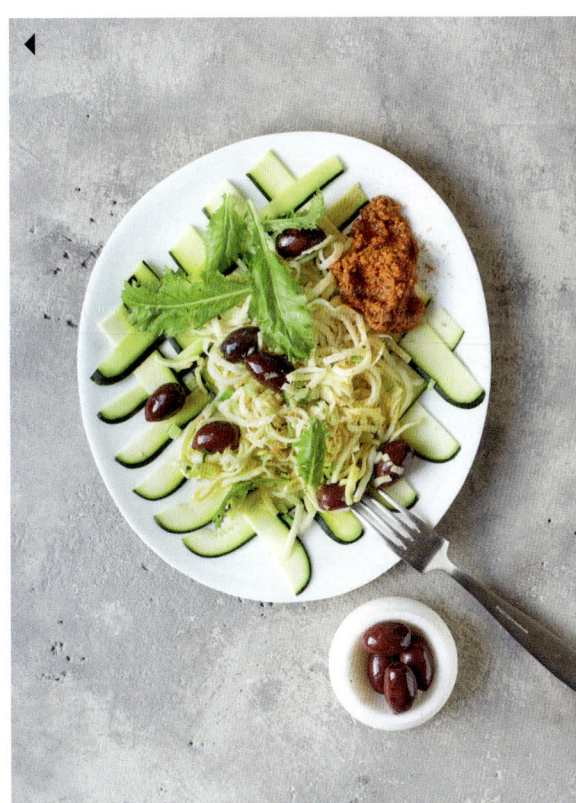

BANDNUDELN AUS SCHWARZWURZELN MIT KRÄUTERSEITLINGEN

MIT GARTENKRESSE

3–4 dickere Schwarzwurzeln • Saft von 1 Zitrone • 100 g Kräuterseitlinge • 2 EL Bratolive • 1 Frühlingszwiebel • 1 Stück Kurkuma (3 cm lang) • 200 ml Kokosmilch • 1 Prise Kräutersalz • 1 Prise weißer Pfeffer aus der Mühle • optional Chili oder Ingwer • 3 TL rosa Pfefferbeeren • 1 Schale Gartenkresse

Für 2 Personen • 30 Min. Zubereitung
Pro Portion ca. 348 kcal, 5 g E, 28 g F, 8 g KH

1. Eine Schüssel mit Wasser und Zitronensaft bereitstellen. Die Schwarzwurzeln unter kaltem Wasser waschen und von dem groben Schmutz befreien. Handschuhe anziehen und die Schwarzwurzeln schälen. Mit dem Sparschäler längs Streifen schälen, sodass die Schwarzwurzelstreifen wie Bandnudeln aussehen. Gleich in die Schüssel mit dem Zitronenwasser legen, damit sie weiß bleiben und nicht an der Luft oxidieren.
2. Die Kräuterseitlinge putzen, wenn nötig längs halbieren und in einer Pfanne mit der Bratolive anbraten.
3. In der Zwischenzeit die Frühlingszwiebel putzen und in feine Streifen schneiden. Die Kurkuma schälen und reiben.
4. Die Schwarzwurzelbandnudeln ohne Flüssigkeit zu den Kräuterseitlingen geben und leicht anbraten. Die Kurkuma hinzugeben und alles mit der Kokosmilch zusammen aufkochen, bis es cremig ist.
5. Das Ganze mit dem Kräutersalz und dem weißen Pfeffer abschmecken. Wer möchte, kann auch gern etwas Chili oder etwas Ingwer dazugeben.
6. Zum Schluss die Frühlingszwiebel unterheben und alles liebevoll auf zwei Tellern anrichten. Mit einem Löffel noch die restliche Soße um die Bandnudeln verteilen. Die rosa Pfefferbeeren darüberreiben und alles mit der Gartenkresse dekorieren.

> **TIPP**
>
> Beachten Sie zur Verarbeitung der Schwarzwurzeln bitte auch die Hinweise auf **Seite 93 und 99**.

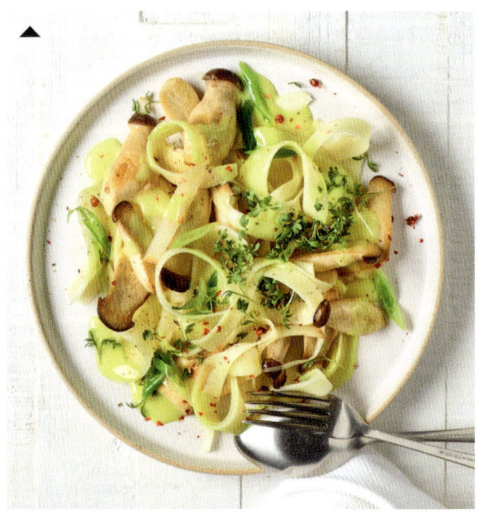

PAK-CHOI-RÖLLCHEN

MIT GEKEIMTEM KICHERERBSENMEHL

1 großer Pak Choi • 1 große Möhre • 1 große Pastinake • 2 EL gekeimtes Kichererbsenmehl • 1 EL Sesammehl • 1 TL Sesamsalz (Gomasio) • 1 Prise frisch gemahlener schwarzer Pfeffer • ½ TL Kurkuma • 2 EL Bratolive

Für 2 Personen • 45 Min. Zubereitung • Beachten Sie die Keimzeit
Pro Portion ca. 288 kcal, 8 g E, 17 g F, 20 g KH

1. Den Strunk des Pak Choi entfernen. Die einzelnen Stiele und Blätter gut waschen. Den Stiel des Pak Choi bis in das Blatt entfernen, ohne das Blatt dabei zu beschädigen. Die größten und schönsten Blätter beiseitelegen (etwa 4–6 Stück). Die Stiele in feine Streifen schneiden.
2. Die Möhre und die Pastinake waschen, schälen und fein raspeln. In einer Schüssel das gekeimte Kichererbsenmehl und das Sesammehl mit 6 EL Wasser anrühren. Jeweils 2 EL geraspelte Möhre und 2 EL geraspelte Pastinake dazugeben und alles mit den Gewürzen abschmecken. Es soll eine schöne feste Masse werden.
3. In der Zwischenzeit einen Topf mit Wasser aufstellen und das Wasser zum Kochen bringen. Die Blätter des Pak Choi kurz in das heiße Wasser legen und nach einer halben Minute wieder herausnehmen und in kaltes Wasser geben, damit die Blätter schön biegbar werden.
4. Ein Stück Frischhaltefolie auslegen, darauf eines der beiseitegelegten Pak-Choi-Blätter legen und die entsprechende Menge der Füllung darauf verteilen (verstreichen oder als Rolle darauflegen). Die Seiten einklappen und nun das Blatt aufrollen und in die Frischhaltefolie einrollen. Die Enden gut verknoten, damit dort kein Wasser eintreten kann. Entsprechend mit den anderen Blättern verfahren.
5. Die gut verpackten Röllchen in den Topf mit dem siedenden Wasser legen und ca. 10 Min. sieden lassen – wie bei Knödeln gucken, dass das Wasser nicht kocht. In der Zwischenzeit den Strunk des Pak Choi und die restlichen Möhren- und Pastinakenraspeln mit dem Olivenöl in einer Pfanne anbraten und mit Salz und Pfeffer abschmecken.
6. Die fertigen Röllchen auspacken und quer in jeweils zwei oder drei Stücke schneiden. Das Gemüse auf zwei Teller verteilen und die Pak-Choi-Röllchen auf dem Gemüse anrichten.

RÖLLCHEN UND FÜLLUNG

Die Menge an Füllung ergibt ca. 4–6 Pak-Choi-Röllchen, je nachdem, wie viel von der Masse in ein einzelnes Blatt gefüllt wird.

BLUMENKOHL-FRIKADELLEN

MIT GEKEIMTEN BROKKOLISAMEN

½ Blumenkohl • 100 ml ungesüßter Mandeldrink • 1 Prise gemahlene Bockshornkleesamen • 1 Prise gemahlene Kurkuma • 1 TL Sesamsalz (Gomasio) • 1 Prise frisch gemahlener bunter Pfeffer • 4 Brokkoliröschen • 1 Handvoll Mandeln • 4 EL gekeimtes Buchweizenmehl • optional 1 EL Flohsamenschalen für mehr Stand der Bratlinge • 4 EL Sesamsamen • 3 EL Bratolive • 1 Fläschchen grüne Kräutersoße oder ein Gemüsedip nach Wahl • 1 Schale gekeimte Brokkolisamen (gerne auch selbst gezogen)

Für 2 Personen • 60 Min. Zubereitung • Beachten Sie die Keimzeit
Pro Portion ca. 710 kcal, 22 g E, 49 g F, 32 g KH

1. Vom Blumenkohl den Strunk und die Blätter entfernen. 3 Röschen zur Seite legen. Die übrigen Röschen klein schneiden und im Gemüsedämpfer garen. Herausnehmen, mit dem Mandeldrink fein pürieren und mit den Gewürzen abschmecken.
2. Den restlichen Blumenkohl und die Brokkoliröschen weich blanchieren. In der Zwischenzeit die Mandeln klein hacken. Die Röschen und die Mandeln in die Blumenkohlmasse geben. Dann das gekeimte Buchweizenmehl unterrühren. Sollte die Masse noch zu weich sein, dann die Flohsamenschalen unterrühren. Das gibt der Masse Struktur. 6 Bratlinge formen und zum Auskühlen in den Kühlschrank stellen.
3. Die Pfanne kurz erwärmen und die Bratlinge vor dem Anbraten mit der Ober- und der Unterseite kurz in den Sesamsamen wälzen, dann langsam in dem Olivenöl braten.
4. Die grüne Soße in einer Schale anrichten, die Bratlinge in die Mitte des Tellers legen und die gekeimten Brokkolisamen darüberstreuen.

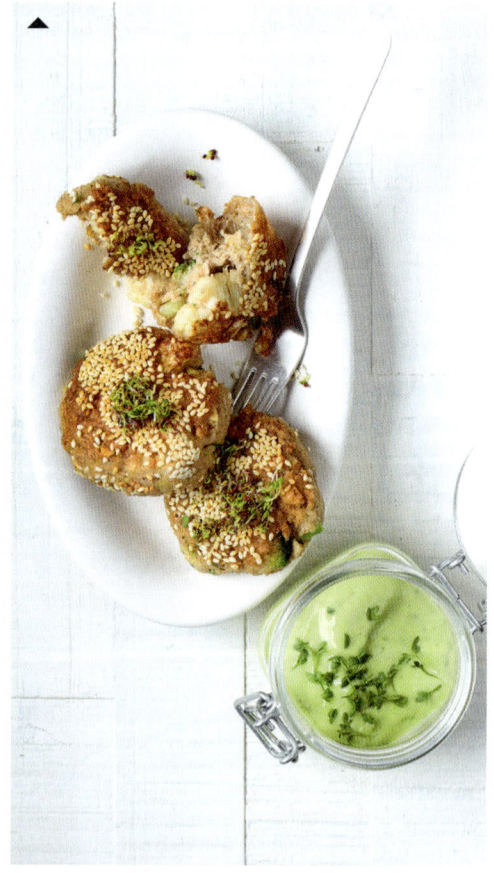

KÜRBISRISOTTO

MIT GEKEIMTEM BUCHWEIZEN

1 kleiner Hokkaidokürbis • ½ TL Kräutersalz • frisch gemahlener weißer Pfeffer • 1 Prise geriebene Muskatnuss • 1 Zwiebel • 2 EL Bratolive • 150 g gekeimter Buchweizen • 150 ml Gemüsebrühe ohne Zusatzstoffe

Für 2 Personen • 40 Min. Zubereitung • Beachten Sie die Keimzeit
Pro Portion ca. 600 kcal, 14 g E, 13 g F, 103 g KH

1. Den Kürbis waschen, vierteln, das Kerngehäuse entfernen, die Stücke in Würfel schneiden und in etwas Wasser weich dünsten. Alles mithilfe eines Blenders zu einem feinen Püree mixen. Das Püree mit Salz und Pfeffer sowie der geriebenen Muskatnuss abschmecken.
2. In der Zwischenzeit die Zwiebel schälen, in feine Würfel schneiden und in dem Olivenöl glasig dünsten, dann den gekeimten Buchweizen dazugeben, kurz anschwitzen und mit der Gemüsebrühe ablöschen. Den gekeimten Buchweizen so lange kochen, bis er den gewünschten Biss hat.
3. Ganz zum Schluss das Kürbispüree unterheben. Als Dekoration für den Teller ein wenig aufheben. Das Risotto sollte nach eigenem Ermessen cremig oder »schlotzig« sein.

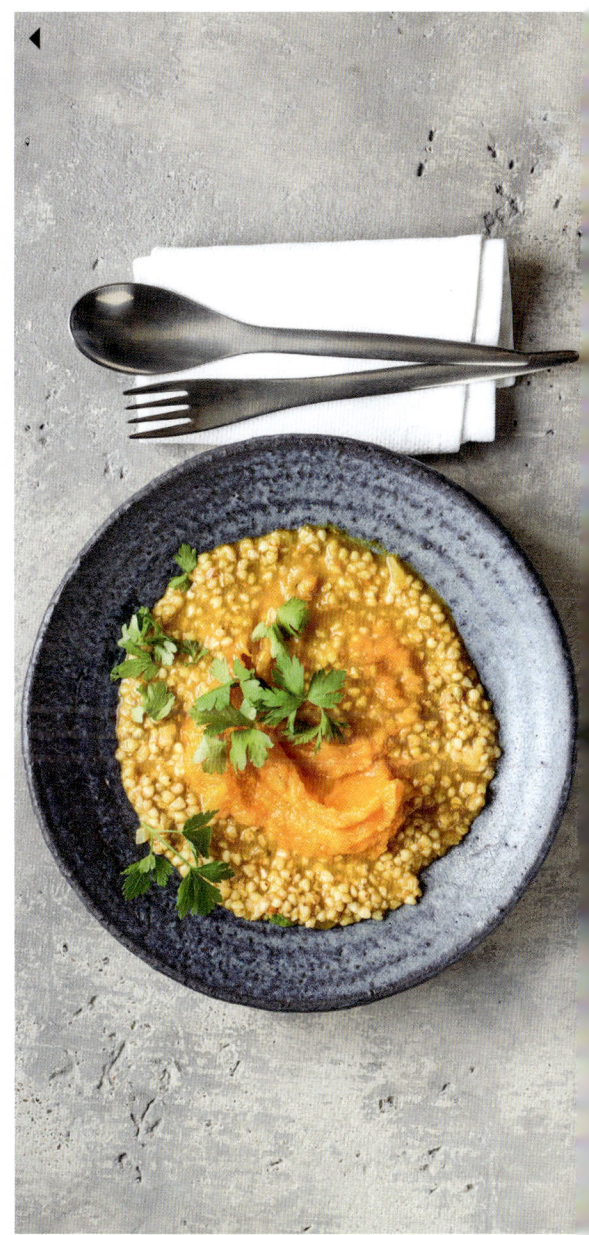

FALAFELN MIT RUCOLA-AVOCADO-CREME

MIT MEHL AUS GEKEIMTEN KICHERERBSEN

Für die Falafeln: 1 Schalotte • ½ Bund Minze • ½ Bund glatte Petersilie • 1 Bio-Limette • 300 g Mehl aus gekeimten Kichererbsen • 4 EL Erdmandelflocken • 2 EL Tahin (Sesammus) • 1 EL gemahlene Bockshornkleesamen • 1 EL gemahlener Kreuzkümmel • 1 EL Schwarzkümmel • 1 EL gemahlener Galgant • 1 EL Sesamsalz • 4 EL Bratolive
Für die Avocadocreme: 50 g Rucola • ½ Chilischote • 1 Zitrone • 1 Avocado • 1–2 EL ungesüßter Mandeldrink • 1 TL Sesamsalz (Gomasio) • 1 Prise frisch gemahlener schwarzer Pfeffer

Für 2 Portionen (12 Falafeln) • 40 Min. Zubereitung bei Anbraten, 45 Min. im Ofen
Pro Portion ca. 1204 kcal, 45 g E, 66 g F, 94 g KH

1. Die Schalotte schälen und grob zerkleinern. Die Kräuter waschen, abtropfen lassen und klein schneiden. Die Limette auspressen und von der Schale etwas Limettenabrieb zum Saft geben. Das Kichererbsenmehl mit 200 ml Wasser, der Schalotte, den Kräutern, dem Limettensaft, den Erdmandelflocken, dem Sesammus und den Gewürzen in einem Mixer zu einer cremigen Masse pürieren. Mit den Händen 12 gleich große Kugeln formen.
2. Die Bratolive in einer Pfanne erhitzen und die Falafeln je 5 Min. von beiden Seiten anbraten.
3. Schonender geht es im Ofen: Den Backofen auf 190° erhitzen, ein Backpapier mit etwas Olivenöl bestreichen und die Falafeln auf dem Backblech verteilen. Die Backzeit beträgt ca. 15 Min.
4. Währenddessen für die Avocadocreme die Rucolablätter waschen und abtropfen lassen. Die Kerne der Chilischote entfernen. Die Zitrone auspressen und mit den Rucolablättern und dem Chili fein pürieren.
5. Die Avocado halbieren, das Fruchtfleisch mit einem Löffel entnehmen und zum Rucolapüree geben. Mandeldrink unterrühren, bis die gewünschte Cremigkeit erreicht ist. Mit den Gewürzen abschmecken.

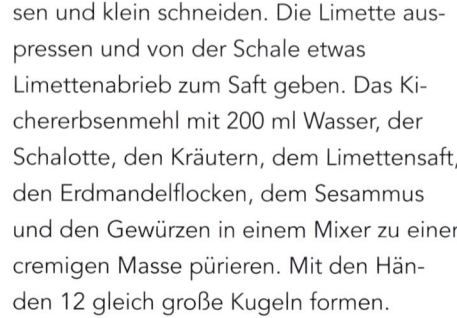

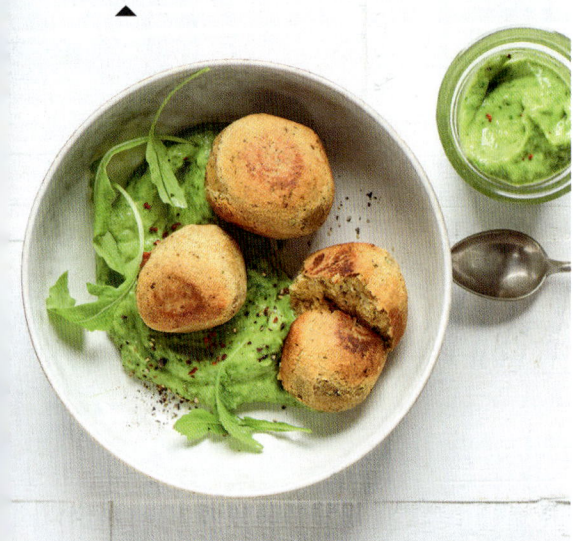

TIPP

Die Falafeln können auf Vorrat zubereitet werden. Auch kalt schmecken sie am nächsten Tag lecker.

GEMÜSE FÜR MITTAGS UND ABENDS

FRIKADELLEN MIT TOMATEN UND ZUCCHINI

MIT MEHL AUS GEKEIMTEN KICHERERBSEN

2 mittelgroße Zucchini • 12 Stücke getrocknete Tomaten, in Öl eingelegt • 4 Stängel Basilikum • 1 Bio-Zitrone • 12 EL Mehl aus gekeimten Kichererbsen • 2 EL Sesamsalz (Gomasio) • 2 EL gemahlene Kurkuma • 1 EL gerebelter Rosmarin, gern auch frischen verwenden • 2 EL Schwarzkümmel • 1 Prise frisch gemahlener Pfeffer • 6–7 EL Bratolivenöl

Für 2 Personen • 40 Min. Zubereitung • Beachten Sie die Keimzeit
Pro Portion ca. 849 kcal, 28 g E, 52 g F, 60 g KH

1. Die Zucchini waschen und fein reiben, den Strunk entfernen. Die Tomaten in kleine Stücke schneiden, das Öl später mitverwenden. Basilikum waschen und die Blätter grob zerkleinern. Die Zitrone auspressen und etwas Abrieb zum Saft geben.
2. Das Mehl aus gekeimten Kichererbsen mit den Zucchini, den Tomaten, dem Zitronensaft, den Gewürzen und den Kräutern in einen Mixer geben und zu einer cremigen Masse pürieren. Mit der Hand 4 Frikadellen formen. Das Bratolivenöl in der Pfanne erhitzen und die Frikadellen von beiden Seiten einige Minuten anbraten.

> **TIPP**
> Dazu schmeckt ein knackiger Rohkostsalat, etwa Rotkohl.

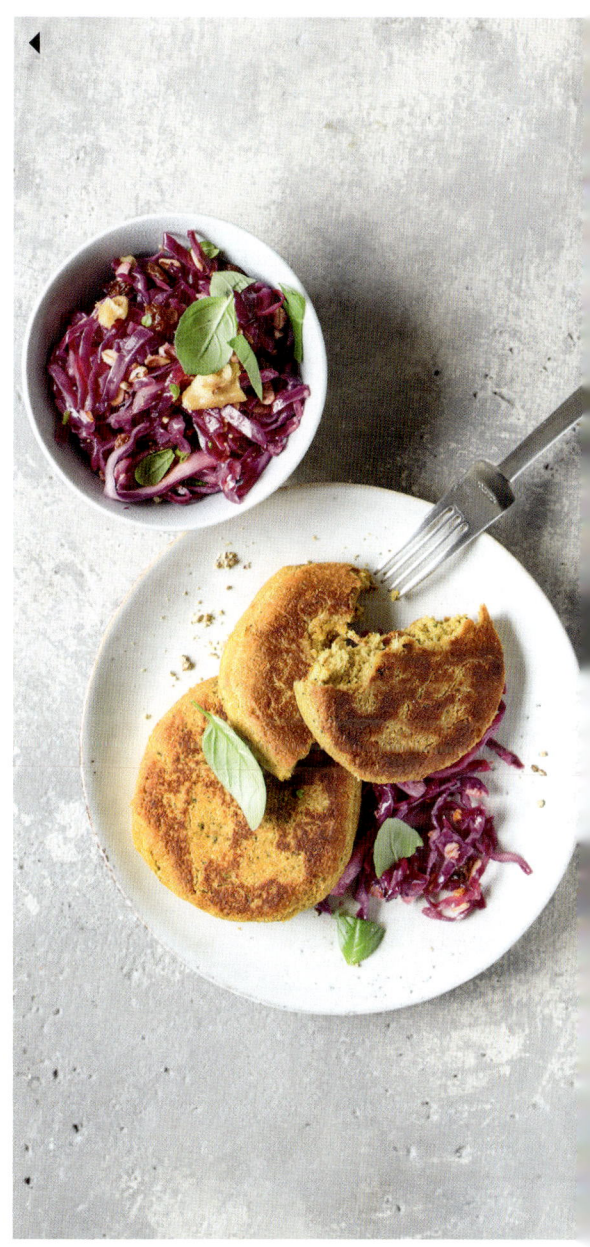

PUFFER MIT KURKUMA-KÜRBIS-KETCHUP

MIT GEKEIMTEN HAFERFLOCKEN

Fürs Ketchup: ½ Hokkaidokürbis • 1 Stück Kurkuma (2 cm lang) • 1 Stück Ingwer (2 cm lang) • ½ rote Chilischote • 1 Orange • 1 Limette • Kokosblütensirup • Kräutersalz • Pfeffer aus der Mühle

Für die Puffer: 150 g junge Spinatblätter • ½ Bund Petersilie • 1 Zwiebel • 1 Stück Kurkuma (3 cm lang) • 2 EL Bratolive • 40 g gekeimte Haferflocken • Kräutersalz • Pfeffer • frisch geriebene Muskatnuss • optional Flohsamenschalen zum Binden

Für 2 Personen • 55 Min. Zubereitung • Beachten Sie die Keimzeit
Pro Portion ca. 341 kcal, 8 g E, 11 g F, 47 g KH

1. Den Kürbis putzen, halbieren, entkernen und klein würfeln. Kurkuma und Ingwer schälen und fein raspeln. Die Chilischote fein hacken (Gummihandschuhe). Die Orange und die Limette halbieren und auspressen. Den Saft getrennt auffangen.
2. Den Kokosblütensirup in einem Topf erhitzen und mit dem Orangensaft ablöschen. Kurkuma, Ingwer, Chili und Limettensaft zugeben und 5 Min. köcheln lassen. Den Kürbis hinzufügen und alles bei kleiner Hitze zugedeckt ca. 15–20 Min. köcheln lassen. Gelegentlich umrühren. Dann fein pürieren und das Ganze mit Salz und Pfeffer abschmecken.
3. Den Spinat in Salzwasser blanchieren, in Eiswasser abschrecken und dann fein pürieren. Die Petersilie abwaschen, trocken schütteln und fein hacken. Zwiebel schälen und in kleine Würfel schneiden. Die Kurkuma schälen und fein raspeln.
4. Die Bratolive in einer Pfanne erhitzen. Zwiebel und Kurkuma glasig anbraten, dann vom Herd nehmen. Das Spinatpüree, die gekeimten Haferflocken, die Petersilie und die Zwiebelmischung verrühren und mit Salz, Pfeffer und Muskatnuss abschmecken. Zum Binden eventuell 1–2 EL Flohsamenschalen hinzufügen. Bratlinge formen und in der Bratolive anbraten.

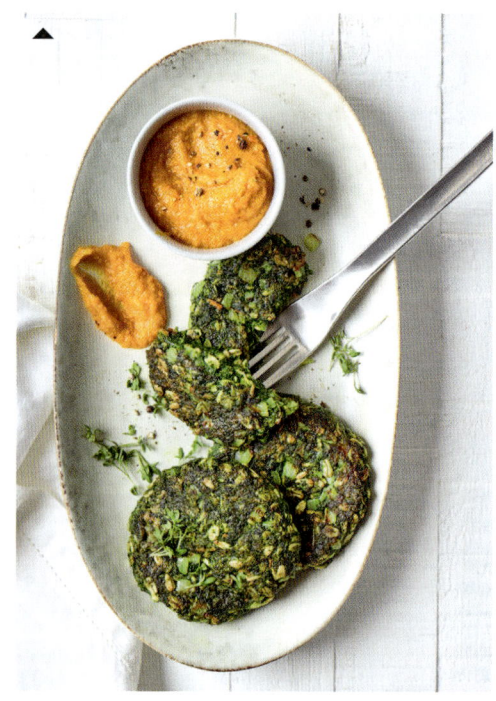

BASISCHE POMMES MIT AVOCADOCREME

MIT GARTENKRESSE

6 mittelgroße Kartoffeln • 2 EL Bratolive • 1 Avocado • 1 Zitrone • 2–3 EL ungesüßter Mandeldrink • 1 Schale Gartenkresse • 1 Prise Kräutersalz • 1 Prise weißer Pfeffer

Für 2 Personen • 40 Min. Zubereitung
Pro Portion ca. 396 kcal, 6 g E, 21 g F, 41 g KH

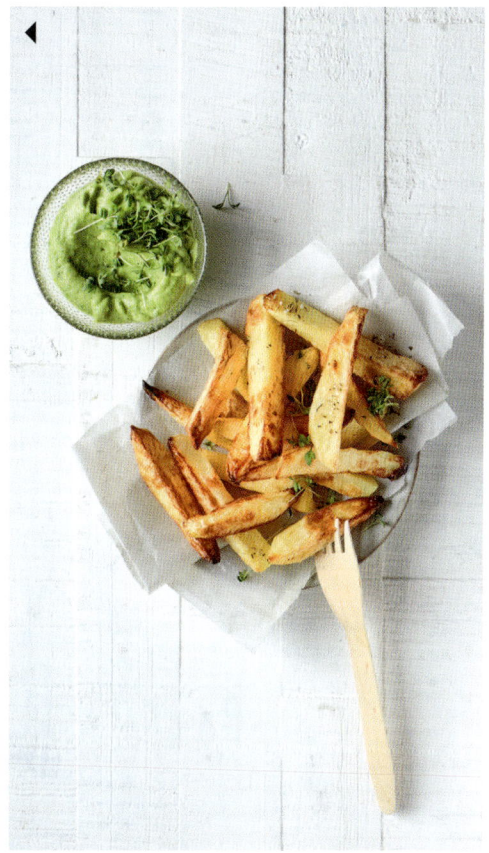

1. Die Kartoffeln waschen, schälen und in die gewünschte Pommesform schneiden. Je dicker die Streifen sind, umso länger benötigen die Kartoffelstifte dann im Air Fryer. Die Kartoffelstifte für eine halbe Stunde in kaltes Wasser legen, damit sie die Stärke verlieren.
2. Den Air Fryer vorheizen und die Kartoffelstifte ca. 25 Min. bei 160° backen. Immer öfter mal nachschauen und die Kartoffelstifte wenden, damit sie überall Farbe annehmen. Wer es etwas knuspriger mag, kann sie vor dem Backen mit etwas Bratolive einpinseln. Wer keinen Air Fryer hat, kann die Pommes auch im Backofen langsam bei 60–80° backen.
3. Die Avocado halbieren. Den Kern entfernen und das Fruchtfleisch in eine Schüssel oder direkt in einen Blender geben. Die Zitrone halbieren und den Saft zu der Avocado geben. Die Gartenkresse abschneiden und einen Teil für die Dekoration aufheben. Den Rest zu der Avocado geben. Je nach gewünschter Cremigkeit beim Pürieren nach und nach Mandeldrink zu der Avocadocreme geben und alles mit Kräutersalz und weißem Pfeffer abschmecken.
4. Die Pommes in eine Schüssel geben und mit Kräutersalz würzen. Direkt auf zwei Tellern anrichten, die Avocadocreme dazugeben und mit der Gartenkresse garnieren. Guten Appetit!

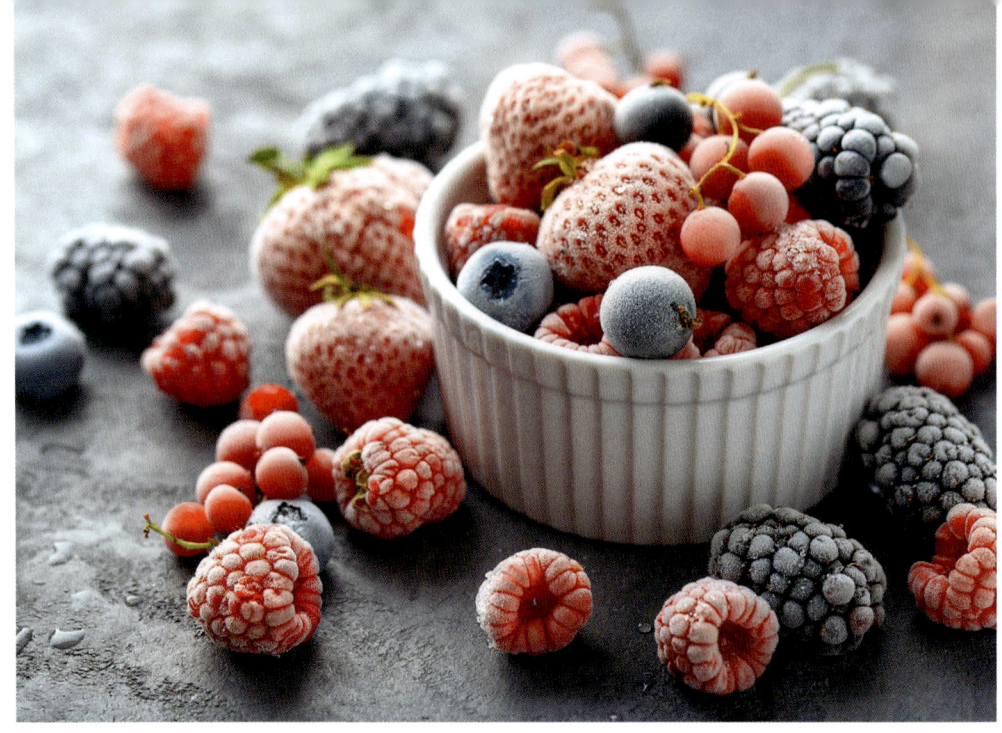

SNACKS & DESSERTS

Das Beste kommt zum Schluss. Diesen Desserts fehlt nur eines: das schlechte Gewissen. Denn sie sind basisch und stecken voller Vitalstoffe. So macht Naschen Spaß! Wer Basenfasten kennt, weiß, dass ich dazu keine Desserts empfehle. Ich habe daher lange Zeit keine Dessertrezepte entwickelt. Da sich aber viele Menschen nach einer Basenfasten-Kur überwiegend basisch ernähren wollen und gern Desserts hätten, die nicht nur aus Säurebildnern bestehen, habe ich mich auf die Suche nach basischen Desserts begeben.
Mir selbst sind die üblichen Desserts mit viel Zucker und anderen ungesunden Zutaten meist viel zu süß und zu üppig. Aber ein Leckermäulchen bin ich schon. Ich liebe daher die fruchtig-frischen Desserts, die ich Ihnen auf den folgenden Seiten vorstelle.

POCHIERTE BIRNE MIT BANANENMANDELMUS

MIT GEKEIMTER HIRSE

800 g weiche reife Pflaumen • Zimt • 1 Bio-Mandarine • 1 Stück Ingwer • 1 TL Kokosblütensirup • 1 Birne • ½ Banane • 1 EL weißes Mandelmus • 3 EL gekeimte Hirse

Für 2 Personen • 20 Min. Zubereitung • Beachten Sie die Keimzeit

Pro Portion ca. 268 kcal, 5 g E, 8 g F, 40 g KH

1. Die Pflaumen entsaften und den Saft in einen Topf geben. Dazu etwas Zimt, ein wenig Mandarinenabrieb, Ingwer und Kokosblütensirup geben. Alles aufkochen – in der Zwischenzeit die Birne schälen, das Kerngehäuse mit einem Kugelausstecher entfernen und in dem Pflaumensaft pochieren.
2. Die Banane schälen, klein drücken und mit dem Mandelmus verrühren.
3. Die Mandarine auspressen und die gekeimte Hirse mit dem Mandarinensaft vermengen.
4. Wenn die Birne noch leicht bissfest ist, diese aus dem Pflaumensaft nehmen.
5. Die gekeimte Hirse in einem Portionierring anrichten, darauf das Bananen-Mandel-Mus geben und zum Schluss die Birne daraufsetzen.

APRIKOSEN-BROMBEER-MANDELMILCH-PUDDING

MIT GEKEIMTEN CHIASAMEN

6 EL gekeimte Chiasamen • 18 EL ungesüßter Mandeldrink • 2 EL frisch gepresster Orangensaft • 4 reife Aprikosen • 6 reife Brombeeren • 2 essbare Blüten

Für 2 Personen • 35 Min. Zubereitung • Beachten Sie die Keimzeit

Pro Portion ca. 272 kcal, 11 g E, 16 g F, 11 g KH

1. Die Chiasamen mit dem Mandeldrink und dem Orangensaft einweichen und ziehen lassen.
2. Die Aprikosen waschen, entsteinen und in Streifen schneiden.
3. Wenn der Mandeldrink-Chia-Pudding angedickt ist, kann man ihn auf zwei Weckgläser verteilen. Nun die Aprikosen und die Brombeeren darauf anrichten und mit den essbaren Blüten dekorieren.

> **TIPP**
>
> Wenn Sie es gern ein wenig süßer mögen, können Sie auch noch etwas Kokosblütensirup an den Pudding geben.

TARTELETTE MIT BANANE-HEIDELBEER-CREME

MIT GEKEIMTEM BUCHWEIZENMEHL

2 EL geröstete Bio-Erdmandelflocken • 4 EL gekeimtes Buchweizenmehl • 1 EL Chiasamen • 1 EL Flohsamenschalen • Abrieb und Saft von 1 Bio-Zitrone • ½ TL Natron • 1 TL Kokosblütenzucker • 2 EL ungesüßter Mandeldrink • 1 Banane • 1 Schale Heidelbeeren • Minzepesto

Für 2 Personen • 25 Min. Zubereitung • Beachten Sie die Keimzeit
Pro Portion ca. 277 kcal, 6 g E, 6 g F, 43 g KH

1. Den Backofen auf 150° vorheizen. Für den Teig die Erdmandelflocken, das gekeimte Buchweizenmehl, die Chiasamen, die Flohsamenschalen (eventuell ein wenig davon bei Bedarf erst am Schluss hinzufügen), den Abrieb der Zitrone und das Natron in eine Schüssel geben und vermengen. Dann den Zitronensaft und etwas Kokosblütenzucker sowie den Mandeldrink zugeben. Der Teig sollte am Anfang sehr flüssig sein. Er dickt nach kurzer Zeit nach.
2. Den Teig auf zwei gefettete Tartelette-Formen verteilen und ca. 20 Min. backen. Wenn der Teig goldgelb und durchgebacken ist, dann kann man ihn aus dem Ofen nehmen und auskühlen lassen.
3. Die Banane schälen und klein schneiden. Die Heidelbeeren waschen, abtropfen lassen, ein paar Beeren beiseitelegen und die restlichen mit der Banane fein pürieren. Mit Kokosblütenzucker süßen und falls nötig mit etwas Flohsamenschalen andicken.
4. Zum Schluss den Teig aus den beiden Formen lösen, beide mit der Heidelbeercreme einstreichen und die restlichen Heidelbeeren darauf verteilen. Als Zugabe eignet sich etwas Minzepesto.

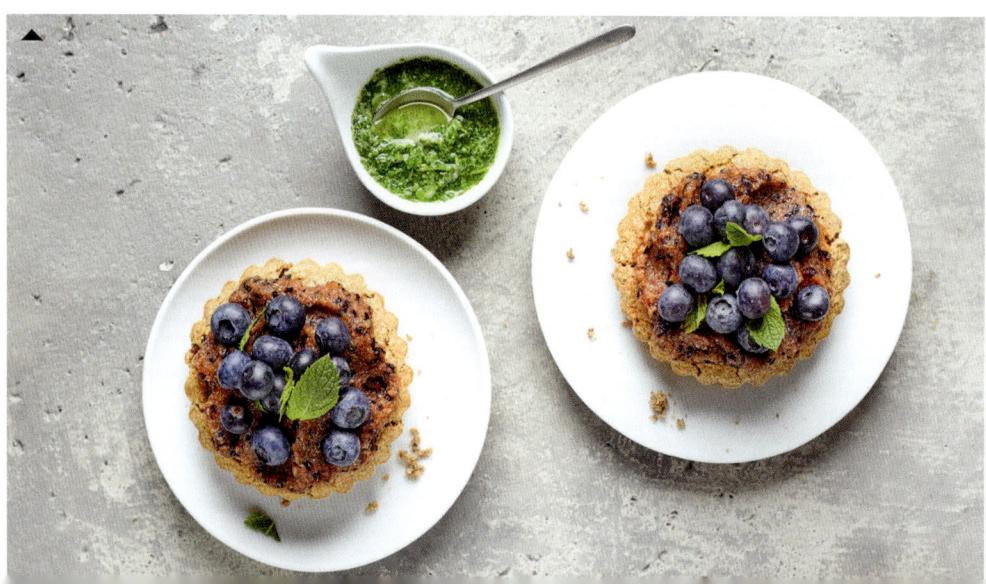

BASISCHE APFEL-TARTELETTE

MIT GEKEIMTEM BUCHWEIZENMEHL

2 EL geröstete Bio-Erdmandelflocken • 4 EL gekeimtes Buchweizenmehl • 1 EL Chiasamen • 1 EL Flohsamenschalen • Abrieb und Saft von 1 Bio-Zitrone • ½ TL Natron • Kokosblütenzucker • ungesüßter Mandeldrink • 1 Banane • 1 EL weißes Mandelmus • 1 größerer Apfel

Für 2 Personen • 25 Min. Zubereitung • Beachten Sie die Keimzeit
Pro Portion ca. 406 kcal, 8 g E, 13 g F, 59 g KH

1. Den Backofen auf 150° vorheizen. Für den Teig die Erdmandelflocken, das gekeimte Buchweizenmehl, die Chiasamen, die Flohsamenschalen, den Abrieb der Zitrone und das Natron in eine Schüssel geben und vermengen. Dann den Zitronensaft (ein wenig fürs Karamellisieren aufbewahren) und etwas Kokosblütenzucker sowie den Mandeldrink zugeben. Wahlweise kann man Wasser statt des Mandeldrinks nehmen. Der Teig sollte am Anfang sehr flüssig sein. Er dickt nach kurzer Zeit nach.
2. Den Teig in zwei gefettete Tartelette-Formen verteilen und ca. 20 Min. backen. Wenn der Teig goldgelb und durchgebacken ist, dann kann man ihn aus dem Ofen nehmen und auskühlen lassen.
3. Die Banane schälen, mit einer Gabel klein drücken und mit dem weißen Mandelmus verrühren. Den Apfel schälen und in Spalten schneiden. In einer Pfanne mit etwas Kokosblütenzucker und einem Schuss Zitronensaft karamellisieren.
4. Zum Schluss den Teig aus den Formen lösen, beide mit dem Bananen-Mandel-Mus bestreichen und die karamellisierten Apfelspalten kreisförmig auf den Tartelettes verteilen. Guten Appetit!

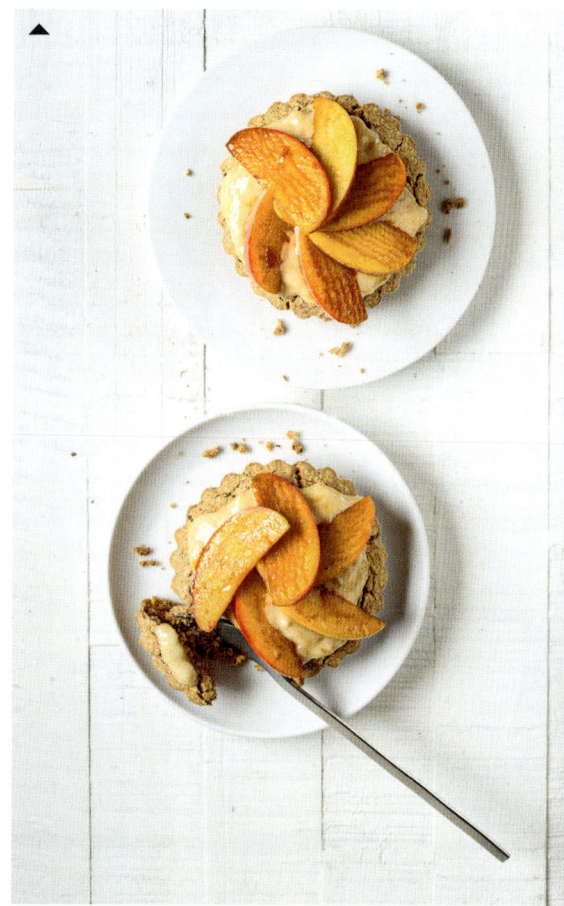

PANNACOTTA MIT BEERENMÜSLI-CRUNCH

MIT GEKEIMTEM BEERENMÜSLI UND GEKEIMTER BASILIKUMKRESSE

Für die Mandelpannacotta: 20 g gehobelte Mandelblättchen • ½ Vanilleschote • 200 ml ungesüßter Mandeldrink • Agar-Agar
Für Topping & Crunch: 3 EL gekeimtes Beerenmüsli • 1 EL Kokosblütensirup • 2 EL gekeimte Basilikumkresse

Für 2 Personen • 60 Min. Vorbereitung (evtl. am Vorabend) • 30 Min. Zubereitung • Beachten Sie die Keimzeit
Pro Portion ca. 173 kcal, 6 g E, 8 g F, 17 g KH

1. Für die Pannacotta die Mandelblättchen in einer Pfanne ohne Öl vorsichtig anrösten – sie brennen schnell an. In der Zwischenzeit das Mark der halben Vanilleschote auskratzen. Wenn die Mandelblättchen eine angenehme braune Färbung haben, den Mandeldrink, Vanillemark und Agar-Agar hinzugeben. Agar-Agar nach Packungsanleitung dosieren.
2. Kurz alles aufkochen lassen und die Masse in zwei kleine Schalen oder Gläschen füllen und kalt stellen. Wenn Sie es schon am Vorabend vorbereiten, hat die Pannacotta genug Zeit, um durchzukühlen.
3. Für das Topping 2 EL gekeimtes Beerenmüsli mit etwas Wasser in einer Pfanne bei mittlerer Temperatur andicken lassen.
4. Das Beerenmüsli-Crunch krönt unsere Pannacotta. Dazu 1 EL gekeimtes Beerenmüsli in einer Pfanne erhitzen. Wenn das Müsli knusprig riecht, die Pfanne vom Herd nehmen und Kokosblütensirup in die Pfanne geben. Alles leicht verrühren und zum Abkühlen auf einen Teller geben.
5. Zum Anrichten zuerst die Pannacotta aus der Form lösen und auf einen Teller geben. Mit zwei Löffeln eine schöne Nocke von der Pannacotta daraufgeben und das Crunch darüber verteilen. Als Dekoration die gekeimte Basilikumkresse über die Pannacotta verteilen.

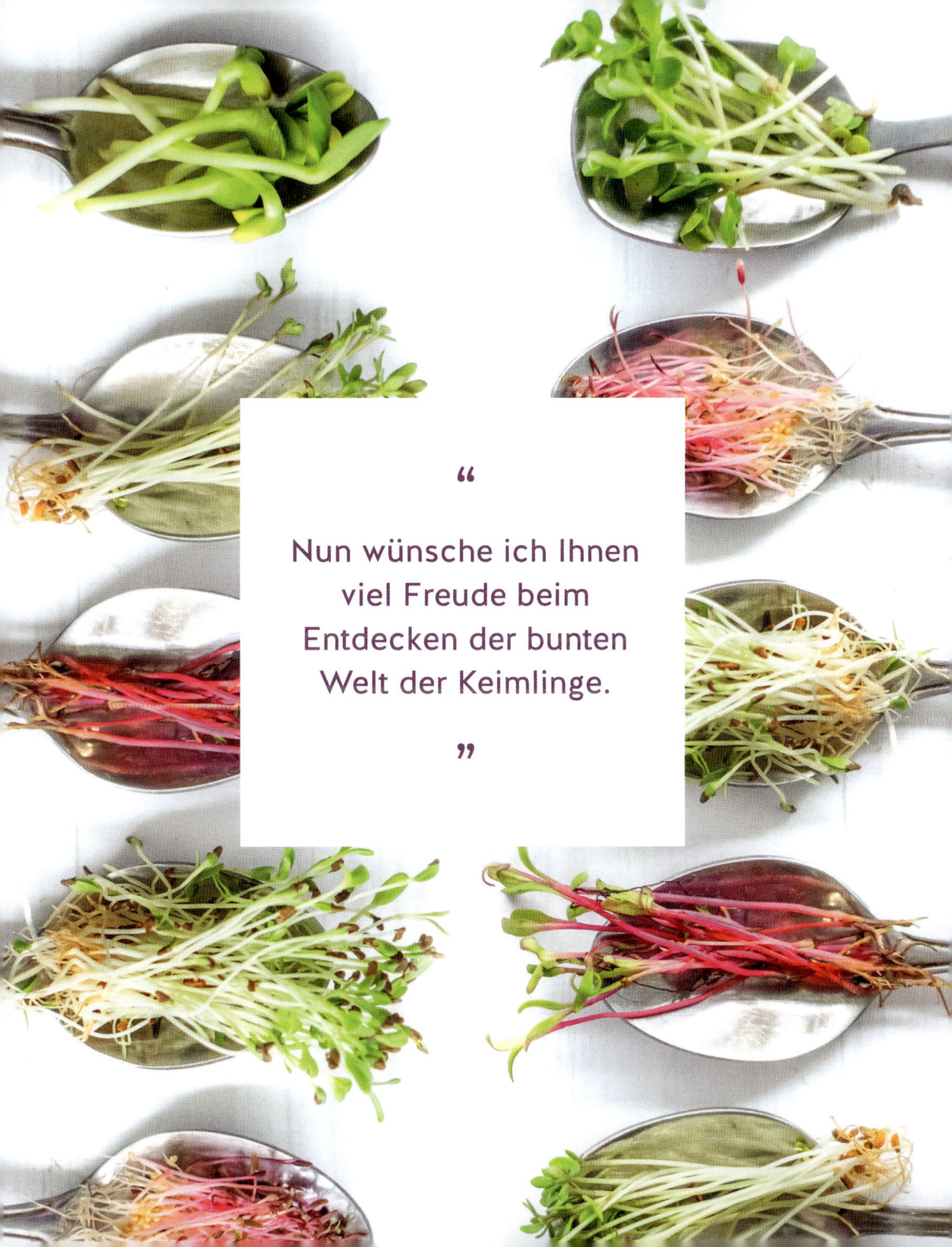

> Nun wünsche ich Ihnen viel Freude beim Entdecken der bunten Welt der Keimlinge.

BÜCHER, DIE WEITERHELFEN

Bräutigam, Gabriele
Wilde grüne Smoothies
Hans Nietsch Verlag

Wacker, Sabine; Huber, Martina
Basenfasten zum Abnehmen
Trias Verlag

Wacker, Sabine; Huber, Martina
Schön durch Basenfasten
Trias Verlag

Mehr von der Autorin
Gräfe und Unzer Verlag

Wacker, Sabine
Basenfasten. Sanft entlasten und dauerhaft abnehmen

Wacker, Sabine; Fassott, Sascha
Säure-Basen-Genussküche

Wacker, Sabine; Näser, Brita
Basenfasten für die Gelenke. Hilfe bei Arthrose, Rheuma, Gicht & Co.

Wacker, Sabine; Wacker, Dr. med. Andreas
300 Fragen zur Säure-Basen-Balance

Trias Verlag

Wacker, Sabine
Basenfasten! Die Wacker-Methode®

Wacker, Sabine
Basenfasten. Das Gesundheitserlebnis

Wacker, Sabine
Basenfasten für Eilige. Das 7 Tage-Erfolgsprogramm

Wacker, Sabine
Basenfasten. Das große Kochbuch

Wacker, Sabine
Basisch essen. 160 köstliche Rezepte für Ihre Säure-Basen-Balance

Wacker, Sabine
Basenfasten all' italiano

Wacker, Sabine
Basenfasten. Richtig einkaufen

Wacker, Sabine
Basenfasten und Schüßler-Salze

Wacker, Sabine
Natürlich entgiften mit Schüßler-Salzen, Basenfasten & Co.

GRÄFE UND UNZER VERLAG

Dahlke, Ruediger
Vegan für Einsteiger. In vier Wochen zu einem gesunden, nachhaltigen Leben

Guth, Christian; Hickisch, Burkhard
Grüne Smoothies. Gesunde Mini-Mahlzeit aus dem Mixer

Just, Nicole
La Veganista. Lust auf vegane Küche

Lützner, Dr. med. Hellmut
Wie neugeboren durch Fasten

SERVICE

ADRESSEN, DIE WEITERHELFEN

basenfasten – die wacker-methode®
Wacker GmbH
Mallaustr. 72
68219 Mannheim
www.basenfasten.de
Informationen rund ums Basenfasten und um basische Ernährung mit Blog, Shop und Links zu zertifizierten Basenfasten-Hotels

Deutsche Gesellschaft für Ernährung
Godesberger Allee 18
53175 Bonn
www.dge.de
Fragen rund um das Thema Ernährung auf wissenschaftlicher Basis.

Österreichische Gesellschaft für Ernährung
Spargelfeldstr. 191
A-1220 Wien
www.oege.at
Wegweiser zu richtigem Ernährungsverhalten.

Schweizerische Gesellschaft für Ernährung
Eigerplatz 5
CH-3007 Bern
www.sge-ssn.ch
Infos zu einem gesunden Lebensstil.

Deutsche Zöliakie Gesellschaft
Kupferstr. 36
70565 Stuttgart
www.dzg-online.de
Ansprechpartnerin für Fragen rund um die Erkrankung Zöliakie.

Bundesverband Darmgesundheit und Colon-Hydro-Therapie
www.bcht.de/
Verzeichnis von Therapeuten für Colon-Hydro-Therapie.

Internet-Links
www.basenfasten.de/hotels
In Urlaubsregionen in Deutschland, Österreich, Irland und Südtirol können sich Gäste mit basischer Küche und entspannenden Massagen verwöhnen lassen und Energie für den Alltag schöpfen. Die meisten Hotels sind in natürlicher Landschaft gelegen, die zum Wandern, Golfspielen, Klettern, Radfahren, Skifahren oder zu Nordic-Walking-Touren einlädt.

Bezugsadressen
www.bleibwacker.com
Hier finden Sie alles, was den Alltag gesünder und basischer macht. Dies ist der einzige Shop, in dem Sie »säurefrei« einkaufen können – alle Lebensmittel im Sortiment sind zu 100 Prozent Basenbildner.
Schwerpunkt sind gekeimte Lebensmittel – von gekeimten Haferflocken fürs Müsli über glutenfreie Mehle aus gekeimtem Buchweizen bis hin zu Suppen und Aufstrichen aus gekeimten Hülsenfrüchten.

www.wmf.de
Vitalis Dampfgarer für schonendes Garen, bei dem die Nährstoffe weitgehend erhalten bleiben.

SACHREGISTER

A
Aminosäuren 25, 41 ff., 67
Antinährstoffe 48, 77
Antioxidantien 17, 79

B
Ballaststoffe 39, 41 f., 47 f., 70, 76
Basenbad 14
Basenbildner, basische Lebensmittel 23
Basenfasten (nach Wacker) 8 ff.
  hilfreiche Maßnahmen 13 f.
  7 Basics 10 ff.
  10 Regeln 15 ff.
basische Grundausstattung 26
basischer Saisonkalender 19 ff.
Bewegung, tägliche 12
bioaktive Stoffe/Substanzen 23, 39, 48
Biofilm 55, 57
Bioqualität 58
Brokkoli 63 ff.
Buchweizen 66 f.
Buttersäure 47

C
Carotinoide 49
Chlorophyllbildung 61
Colibakterien 58

D
Darm(bakterien) 15, 18, 29 f., 47
Darmreinigung 10, 12, s. a. Einlauf
Desserts, basische 116 ff.
Dinkel 68 f.

E
EHEC-Skandal 58
Einlauf 12 f.
Einweichphase 60
Einweichwasser 56
Eiweiß, s. a. Protein
  pflanzliches 28, 67, 70, 77
  tierisches 28 f., 67, 70
Entspannung 12, 14
Enzyme 9, 23, 38 f., 41 ff., 50, 58, 79
Enzymhemmer 49
Erkrankungen, chronische 9
Ernährung, gesunde 9

F
Fermentieren 50
Fette 44
Fettsäuren 42 ff.
  ungesättigte 71
Flavonoide 49
Fleischkonsum 77
Frischkornbrei 41, 43
Fruchtzucker, Fruktose 17 f.

G
GABA (Gamma-Aminobuttersäure) 79
Genussmittel 11
Getreidearten, gekeimte 37
Getränke 12
Gewichtsabnahme 10
Glucosinolate 38, 48 f., 63 ff.
Gluten 31, 69

H
Hafer 70 f.
Hirse 72 f.
Hülsenfrüchte 38
  blanchieren 50, 55
  gekeimte 37
Hygiene 57

I
Immunsystem 16, 45, 47
Intervallfasten 51

K
Keimgeräte 55
Keimlinge 37 ff., 59 f.
  Inhaltsstoffe 43 ff.
Keimvorgang 60
Kichererbsen 74
Kieselsäure 72
Kohlenhydrate 44
Kräuter 9, 25
Krebserkrankungen 64 f., 71, 78

L
Lagerphase der Keimlinge 61
Lebensmittel, industriell verarbeitete 33
Leber 18
Leberwickel 13
Leinsamen 75 f.
Lektine 48, 50
Linsen 77 f.
Listerien 58
Lupinen 58

M
Menstruation 14
Microgreens 17, 37 ff., 59 f.
Mikrobiologie 57
Mikronährstoffe 9 f.
Mineralstoffe 9, 23, 25, 28, 31, 38 f., 41, 45, 50, 79

N
Nährstoffe 9 f., 27 f., 38 f., 41, 43, 62, 81
Nahrung, gesunde 9
Nahrungsergänzungsmittel 9 f.
Nieren 23, 28, 30

O

Omega-3-Fettsäuren 32
Overnight Oats 41

P

Phytinsäure 48, 50, 77
Phytochemicals 48
Phytohormone 43
Phytoöstrogene 49
Phytosterine 49
Polyphenole 48 f.
PRAL-Formel 11
Protein 41, 74, 76 f.,
  s. a. Eiweiß
Purine 74, 77

R

Ragnar-Berg-Tabellen 70
Reis 79 f.
Remer und Manz 70
resistente Stärke 47 f., 70
Rohkost 15, 90

S

Saaten, gekeimte 37
  geeignete 58
Sämling 38
Sättigung 26
Säurebildner 27 ff.
  gute 28
  schlechte 28 ff.
Säuren 8
Samen 37 f., 41 f.
  aussortieren 58, 60
Saponine 49
Schimmel 56 f., 67, 69 f.
Schwarzwurzeln 93, 99
sekundäre Pflanzenstoffe 9,
  23, 41 ff., 48, 58, 63, 71, 75,
  79
Senföle 38 f., 47, 63 ff.
Sonnenblumenkerne 81
Sorten für Anfänger 59
  für Erfahrene 59 f.

Spermidin 51
Sprossen 37 ff., 59 f.
Spülen 61
Spurenelemente 31, 45, 63,
  79
Stoffwechsel 9, 45
Superfoods 9

T

Tiefkühlkost 16
Trinkmenge, empfohlene 11 f.

V

Verdauung 9
Vitamine 9, 23, 39, 41 ff.,
  45 f., 48, 56, 80
Vollkorn(getreide) 38, 48,
  50 f.

W

Weizengras 38
Weizenkeime 37

REZEPTREGISTER

Frühstück 84

Basisches Müsli 85
Beerenporridge 88
Birnen-Brombeer-Müsli 88
Erdbeergelee 86
Feigenmüsli 86
Minz-Basilikum-Pesto auf Porridge 87
Sanddornporridge 89
Sattmachermüsli 85

Salate für mittags 90

Brokkoli-Blumenkohl-Salat 97
Feldsalat mit Kumquats 95
Lauwarmer Kürbissalat 94
Löwenzahnsalat 95
Fenchel-Rotkohl-Wildkräuter-Salat 96
Orangen-Fenchel-Salat 91
Rotkohl-Salat mit Baby-Spinat 92
Salat von Schwarzwurzeln 93

Suppen für mittags und abends 98

Brokkolisuppe 102
Fenchelcremesuppe 102
Möhren-Curry-Suppe 100
Möhrensuppe 101
Pastinaken-Birnen-Cremesuppe 100
Schwarzwurzelsuppe 99
Süßkartoffel-Lauch-Suppe 103

Gemüse für mittags und abends 104

Bandnudeln aus Schwarzwurzeln mit Kräuterseitlingen 108
Basische Pommes mit Avocadocreme 115
Blumenkohlfrikadellen 110
Falafeln mit Rucola-Avocado-Creme 112
Frikadellen mit Tomaten und Zucchini 113
Kürbisrisotto 111
Möhrenspaghetti 105
Pak-Choi-Röllchen 109
Petersilienwurzelspaghetti 107
Puffer mit Kurkuma-Kürbis-Ketchup 114
Rote-Bete-Gnocchi 106

Snacks & Desserts 116

Aprikosen-Brombeer-Mandelmilch-Pudding 117
Basische Apfeltartelette 119
Pannacotta mit Beeren-Müsli-Crunch 120
Pochierte Birne mit Bananenmandelmus 117
Tartelette mit Banane-Heidelbeer-Creme 118

Dank

Ich danke meiner Assistentin Nicole Hage-Baltrusch (»Nicölchen«) für die kreative Mitarbeit bei der Entwicklung der Rezepte.

Bildnachweis

Cover: Lynn Keddie/GAP Photos
Fotoproduktion: Klaus Arras
Foodstyling: Katja Briol

Adobe Stock: S. 31, 44, 52, 62, 64, 90, 116, Innenklappe hi. li., Innenklappe vo. li.; Claudia Klein: S. 42; Dreamstime: S. 46, 68, 80, Innenklappe vo. li., Innenklappe vo. re.; Earl Wilcox/Unsplash: S. 40; GAP Photos: S. 25; Getty Images: S. 2, 8, 27, 36, 98, U3; GU-Archiv/Katrin Winner: S. 54; Imago Images: U4 re.; iStockphoto: S. 6, 34, 49, 74, 78, 121, Innenklappe vo. re., Innenklappe vo. re. (2), Innenklappe hi. re.; Mauritius Images: S. 81, Innenklappe vo. re.; Peter Wendt/Unsplash: S. 104; Plainpicture: S. 11, 14, 82; Privat: S. 4; Seasons Agency: S. 18, 24, 55, Innenklappe hi. li.; Shutterstock: S. 56 re., 67, 76, Innenklappe vo. li., Innenklappe vo. re.; Stockfood: S. 71, 73, Innenklappe vo. li. (2); Stocksy: S. 33, 39, 84, Innenklappe hi. re., U4 li.; www.hawos.de: S. 56 li.; www.microgreen-shop.com: S. 55 u.

Syndication: www.seasons.agency

IMPRESSUM

© 2021 GRÄFE UND UNZER VERLAG GmbH, Postfach 860366, 81630 München

GU ist eine eingetragene Marke der GRÄFE UND UNZER VERLAG GmbH, www.gu.de

ISBN 978-3-8338-7561-8
1. Auflage 2021

Alle Rechte vorbehalten. Nachdruck, auch auszugsweise, sowie Verbreitung durch Bild, Funk, Fernsehen und Internet, durch fotomechanische Wiedergabe, Tonträger und Datenverarbeitungssysteme jeder Art nur mit schriftlicher Genehmigung des Verlages.

Projektleitung: Nadine Widl
Lektorat: Daniela Weise
Bildredaktion: Simone Hoffmann
Umschlaggestaltung und Layout: independent Medien-Design, Horst Moser, München
Herstellung: Petra Roth
Satz: Christopher Hammond
Reproduktion: Medienprinzen GmbH, München
Druck und Bindung: Firmengruppe APPL, aprinta druck, Wemding

Printed in Germany

Umwelthinweis

Dieses Buch wurde auf PEFC-zertifiziertem Papier aus nachhaltiger Waldwirtschaft gedruckt.

Die GU-Homepage finden Sie unter www.gu.de

Wichtiger Hinweis

Die Gedanken, Methoden und Anregungen in diesem Buch stellen die Meinung bzw. Erfahrung der Verfasserin dar. Sie wurden von der Autorin nach bestem Wissen erstellt und mit größtmöglicher Sorgfalt geprüft. Sie bieten jedoch keinen Ersatz für persönlichen kompetenten medizinischen Rat. Jede Leserin, jeder Leser ist für das eigene Tun und Lassen auch weiterhin selbst verantwortlich. Weder Autorin noch Verlag können für eventuelle Nachteile oder Schäden, die aus den im Buch gegebenen praktischen Hinweisen resultieren, eine Haftung übernehmen.

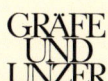

Ein Unternehmen der
GANSKE VERLAGSGRUPPE

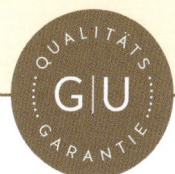

LIEBE LESERINNEN UND LESER,

wir wollen Ihnen mit diesem Buch Informationen und Anregungen geben, um Ihnen das Leben zu erleichtern oder Sie zu inspirieren, Neues auszuprobieren. Wir achten bei der Erstellung unserer Bücher auf Aktualität und stellen höchste Ansprüche an Inhalt und Gestaltung. Alle Anleitungen und Rezepte werden von unseren Autoren, jeweils Experten auf ihren Gebieten, gewissenhaft erstellt und von unseren Redakteuren/innen mit größter Sorgfalt ausgewählt und geprüft.

Haben wir Ihre Erwartungen erfüllt? Sind Sie mit diesem Buch und seinen Inhalten zufrieden? Wir freuen uns auf Ihre Rückmeldung. Und wir freuen uns, wenn Sie diesen Titel weiterempfehlen, in Ihrem Freundeskreis oder bei Ihrem online-Kauf.

Sollten wir Ihre Erwartungen so gar nicht erfüllt haben, tauschen wir Ihnen Ihr Buch jederzeit gegen ein gleichwertiges zum gleichen oder ähnlichen Thema um.

KONTAKT ZUM LESERSERVICE

GRÄFE UND UNZER VERLAG
Grillparzerstraße 12
81675 München
www.gu.de

www.facebook.com/gu.verlag

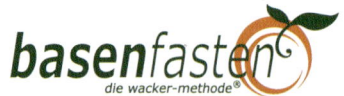

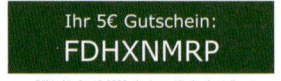

Ihr 5€ Gutschein:
FDHXNMRP

Gültig bis 31.12.2022 ab einem Mindestbestellwert von 30 €. Nicht kombinierbar.

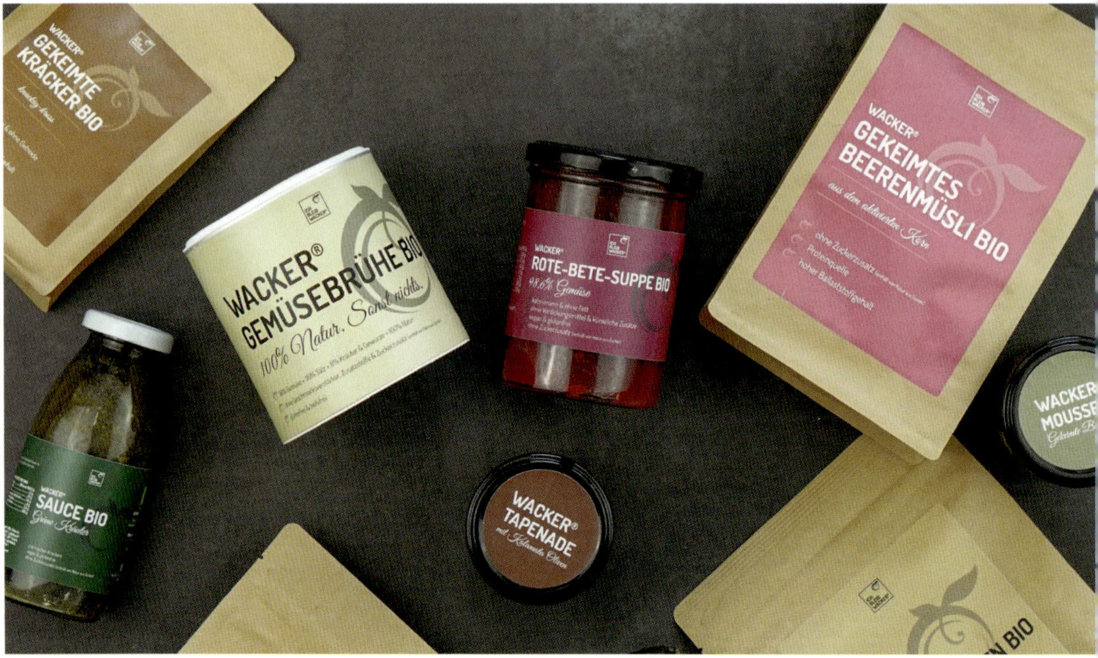

 DE-ÖKO-003

Jetzt einkaufen: **» bleibwacker.com**

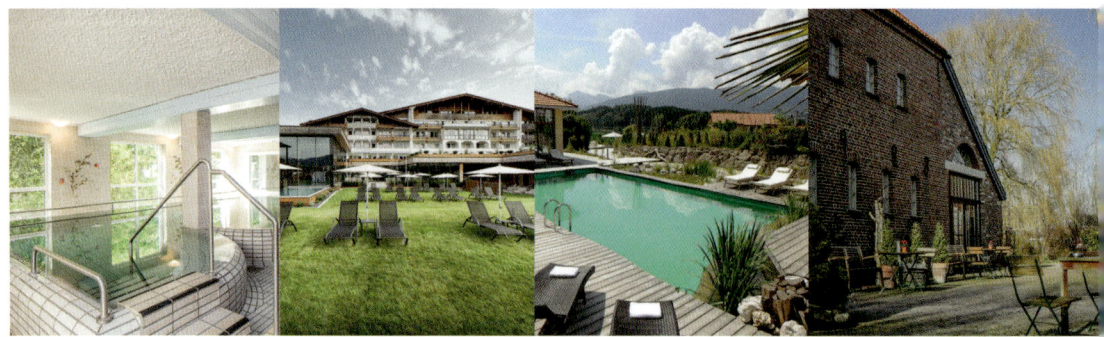

Im Hotel oder zuhause.

Jetzt anfragen: **» basenfasten.de/hotels**